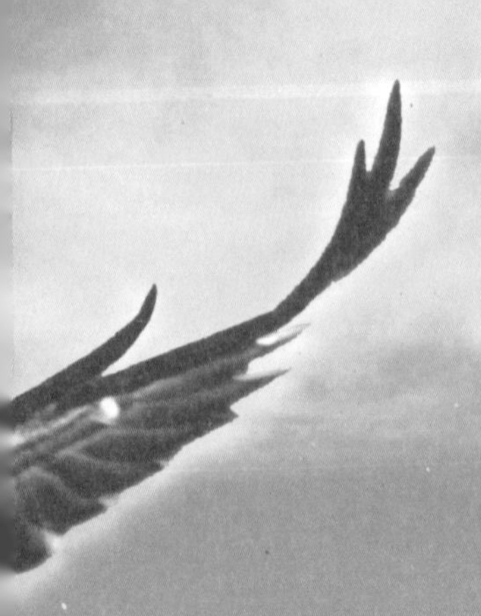

大展好書　好書大展

品嘗好書　冠群可期

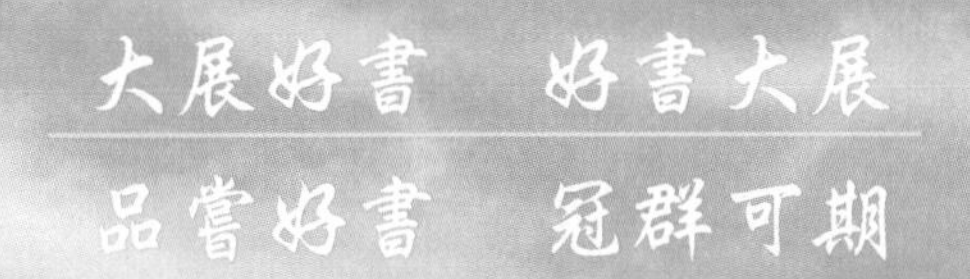
大展好書　好書大展
品嘗好書　冠群可期

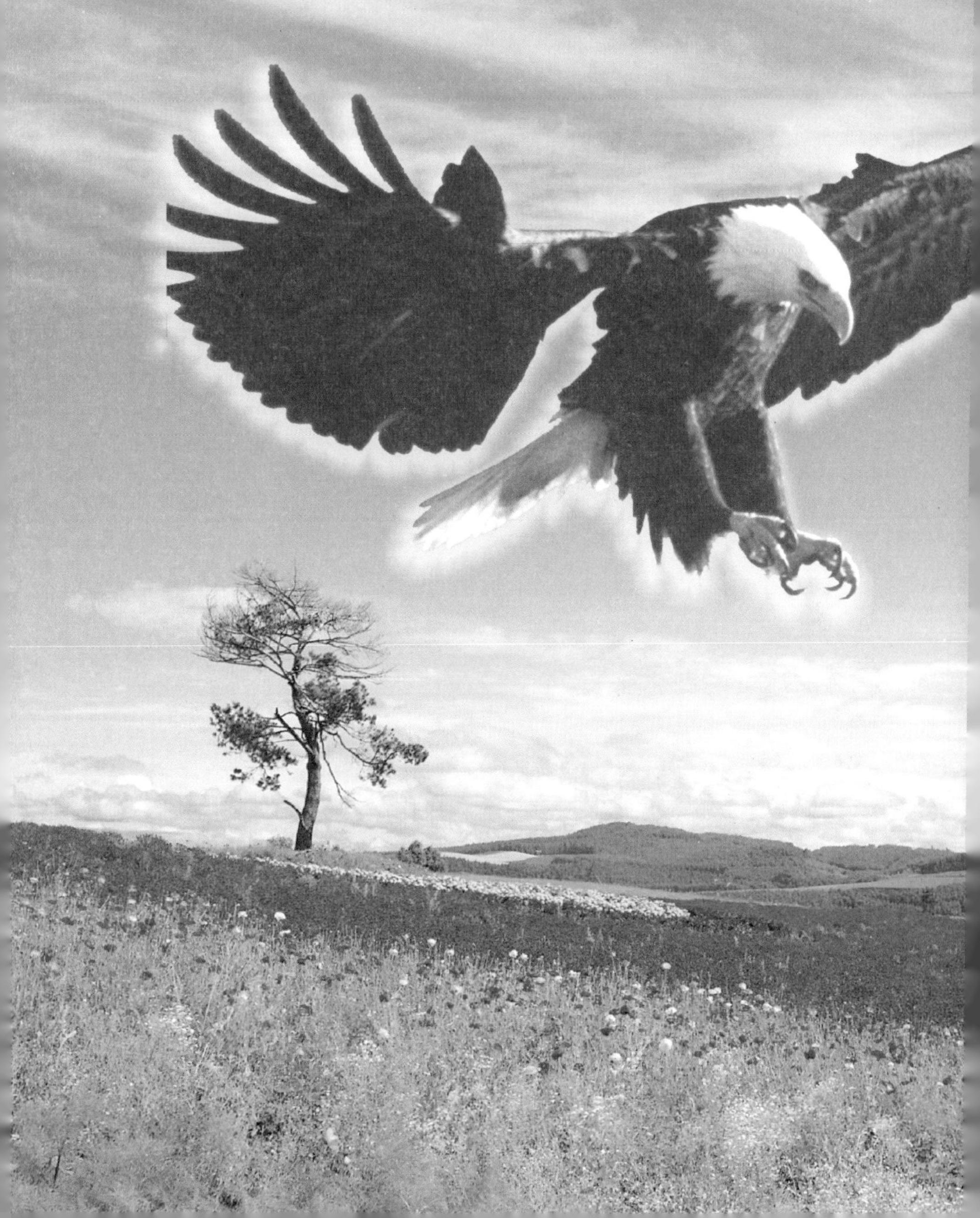

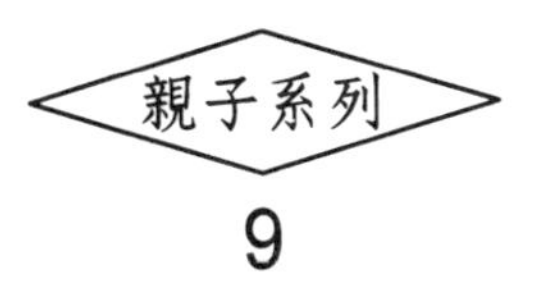

9

兒童疾病與醫療

鄭睿哲／主編

大展出版社有限公司

目　錄

第一章　寶寶的微恙症狀與醫療

第二章　症狀與疾病的區分

第三章　最容易罹患的疾病與對策

第四章　必備的幼兒疾病常識

第五章　養育健康寶寶的基本

第六章　容易引起的事故及緊急措施

第一章　寶寶的微恙症狀與醫療

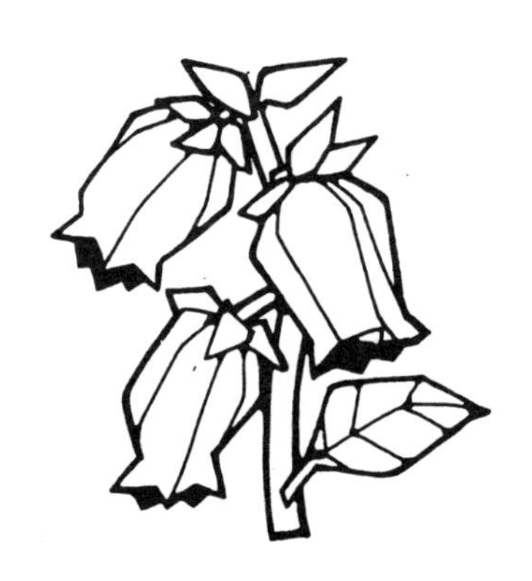

觀察大便的情況

腹瀉、大便柔軟

一般來說，嬰兒的大便大多呈柔軟狀態。特別是哺餵母乳的嬰幼兒，其大便易呈鬆軟形狀，因此，即使有腹瀉的症狀，若在情緒良好、食慾正常的情況下，就不必擔心。哺餵母乳時，以嬰幼兒所能攝取的量為準；而哺餵牛乳時，也沒有稀釋的必要。

至於開始攝取斷奶食品的幼兒，若大便突然變得較稀軟時，則暫時不要餵食以前沒吃過的食品或增量，觀察二～

開始 →

●水樣便、便血 ●摻雜著膿汁與黏液 ●有惡臭	是 →	帶著大便一起送醫
↓否		
●有發燒及嘔吐症狀 ●有劇烈腹病 ●有脫水症狀	是 →	送醫院
↓否		
●下痢次數頻繁	是 →	送醫院
↓否		
●大便有點軟，但寶寶的情緒良好	是 →	先觀察寶寶的狀況

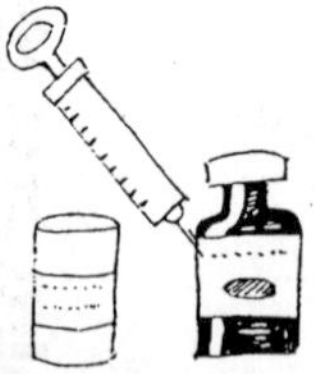

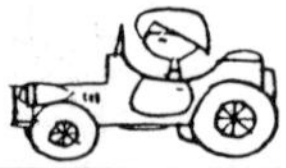

三天以後再作決定。通常在幼兒習慣之後，情況即可改善，但如果無法恢復正常，應儘快送醫。

嬰幼兒腹瀉時，由於體內的水分大量流失，易引起脫水症，所以要多餵他喝冷開水、茶或嬰幼兒專用離子飲料等，以補充其不足之水分。餵食果汁時，以榨蘋果汁最佳，但要避免柳澄等柑橘類的果汁，那反而會使腹瀉更嚴重。

決定是否稀釋牛乳之前，請先與醫生諮商。而且在哺餵牛乳時，最好間隔四小時以上

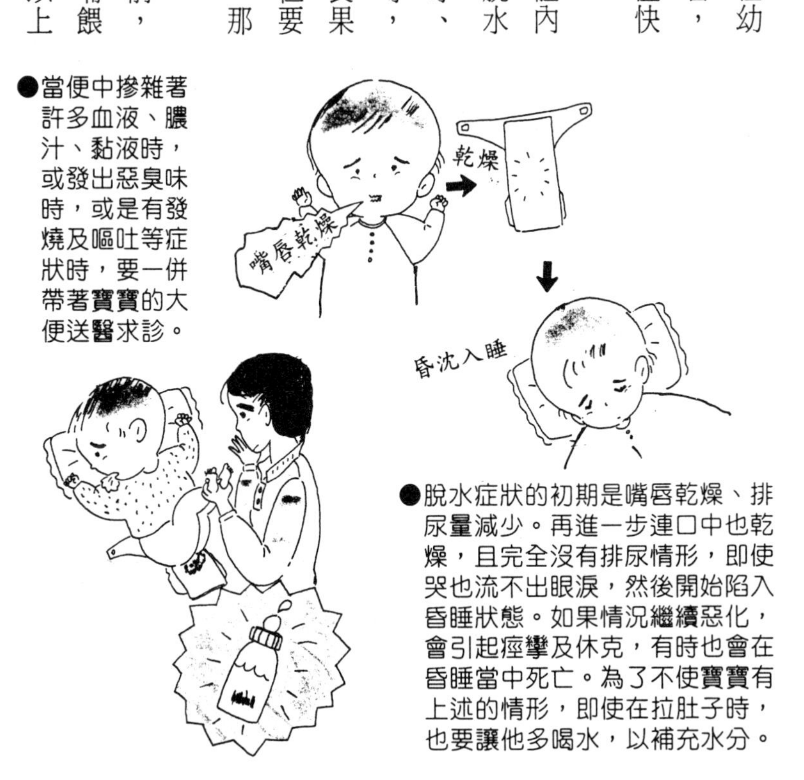

●當便中摻雜著許多血液、膿汁、黏液時，或發出惡臭味時，或是有發燒及嘔吐等症狀時，要一併帶著寶寶的大便送醫求診。

●脫水症狀的初期是嘴唇乾燥、排尿量減少。再進一步連口中也乾燥，且完全沒有排尿情形，即使哭也流不出眼淚，然後開始陷入昏睡狀態。如果情況繼續惡化，會引起痙攣及休克，有時也會在昏睡當中死亡。為了不使寶寶有上述的情形，即使在拉肚子時，也要讓他多喝水，以補充水分。

的授乳時間，這樣才不會造成寶寶腸胃方面的負擔。

容易腹瀉的寶寶

有些嬰幼兒，在體質上有習慣性的腹瀉症狀。如果寶寶的情緒良好，食慾也正常，且順利地增重，就不用擔心。

若在腹瀉的同時，還長濕疹並且大便中摻有黏液時，很可能是過敏性下痢。雖不必太擔心，但還是送醫較為妥當。

如果較大的幼兒或學童，反覆持續著腹瀉及便秘，且有肚子疼痛的現象時，有可能是過敏性大腸炎。

容易便秘的寶寶

每個嬰幼兒都有其排便的習慣。有些寶寶即使二、三天不大便，也能夠心情愉快地排出硬度適中的大便。這時，身為母親的妳，大可不必操心。

若每隔二～三天才排便，且排出的都是一粒粒的硬塊時，很可能是習慣性的便秘。這時可以先用紙作成紙捻，為寶寶灌腸。使用灌腸藥會造成習慣性，以紙捻灌

●如果二～三天都沒有排便情形，就用紙捻兒試著灌腸！先用棉花棒沾上橄欖油，擦拭肛門內側，使大便能夠順利地排出。然後以紙捻兒深入肛門一公分左右的前後晃動，以刺激直腸蠕動。完成之後，在寶寶的肚子上作畫圈圈的姿勢，加以按摩即可。

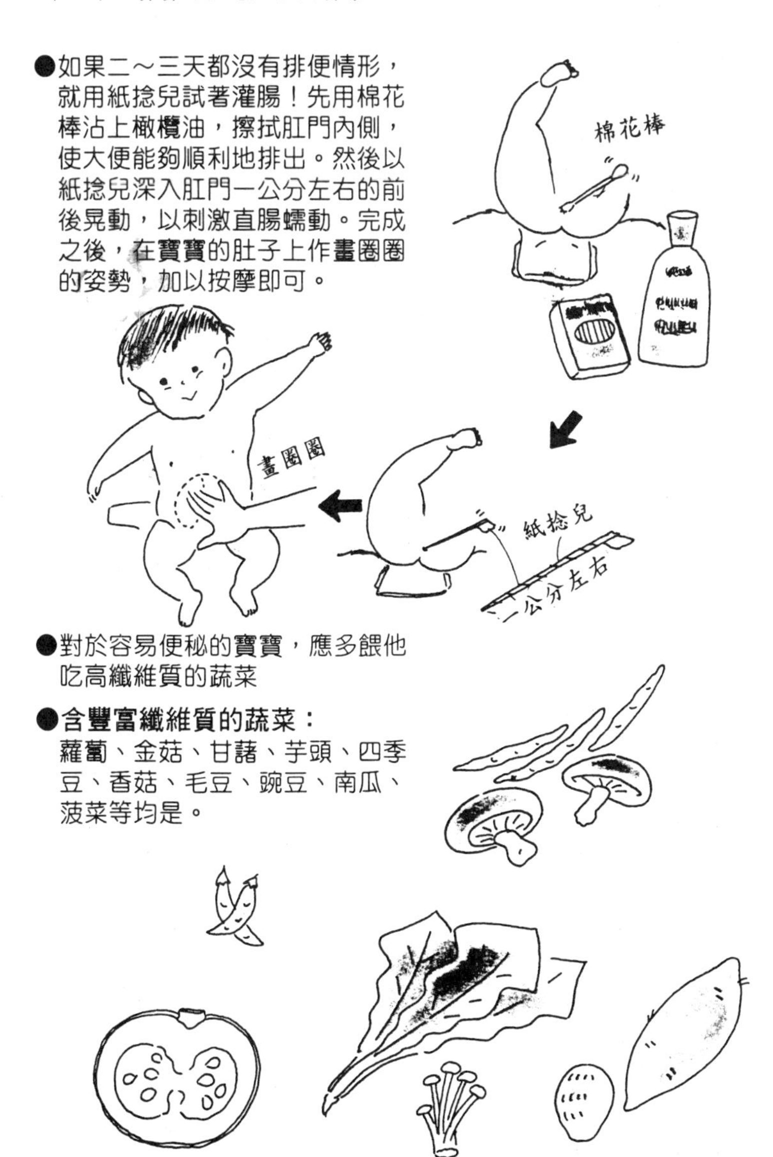

●對於容易便秘的寶寶，應多餵他吃高纖維質的蔬菜

●**含豐富纖維質的蔬菜：**
蘿蔔、金菇、甘藷、芋頭、四季豆、香菇、毛豆、豌豆、南瓜、菠菜等均是。

腸就沒有這層顧慮。

另外，把稀釋過的榨柳橙汁加些許的砂糖，給容易便秘的嬰兒飲用，有軟化大便的效果。如果是開始攝取斷奶食品的寶寶，可以讓他多吃一些高纖維質的蔬菜。

如果過了四～五天仍未排便，而且腹部有膨脹的現象時，很可能得了巨大結腸症。

另外，如果平常不太哭鬧，非常乖巧的嬰孩有了便秘的症狀，臉部呈浮腫狀、皮膚粗澀時，很可能是甲狀腺機能低下症所引發的病症。此時最好儘快送醫診治。

開始 → ●有發燒症狀 —是→ 立刻送醫院 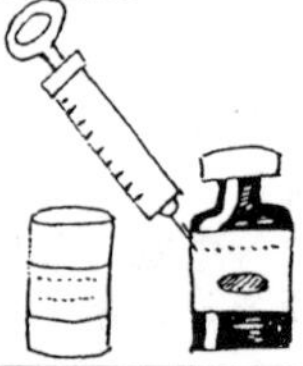
↓否
●摻雜著黏液與血
●嘔吐
●臉色相當難看 —是→ 立刻送醫院
↓否
●血便中摻雜著黏液
●大便很硬
●大便的表面摻有血絲 —是→ 送醫求診 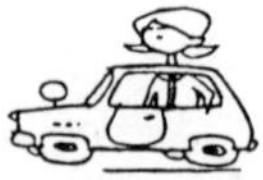
↓否
●精神很好、食慾頗佳
●長出大量濕疹 —是→ 請先向醫生請教一下

便血

嬰兒偶爾會便血，但不太需要擔心它。如果排出一粒粒的硬大便，而且在大便的外側帶有血絲時，那是肛門裂隙所造成的出血。妳可撥開嬰兒屁股看看，若為肛門裂隙，只要擦拭乾淨、以溫水清洗即可。

另外，若有發炎的現象時，最好送往小兒科求診。

若遇到大便裡摻有黏液和血液的情形，而嬰兒仍然情緒良好、有食慾，很可能是過敏性的便血。雖然不需操心，還是送醫比較妥當。

必須立刻送醫治療的是腸套疊症或赤痢所引起的便血。寶寶患有腸套疊症時，常會有嘔吐的情形，臉色蒼白且大聲哭鬧、情緒惡劣，也不太喝奶。若以灌腸作觀察，患者大便中，經常含有血液或黏液；赤痢的情形為發高燒，且大便中摻雜著血液和膿。

有上述的症狀發生時，應儘速送醫。而且，別忘了帶寶寶的大便給醫生看。

臉色不好

嬰兒因為有個人體質上的差異，有的臉色本來就很蒼白，也有因皮膚黑被誤以為臉色不好的小寶寶。所以，並非每個嬰兒的臉頰，都呈現出有血色的紅潤狀態。即使臉色有些難看，如果身體健康，且正常地攝取母乳或牛乳，並順利的增重，姑且不必擔心。

但是，如果看起來沒有精神、嘴唇及指甲呈青紫色、哭起來臉色轉為蒼白時，很有可能是貧血或心臟病、結核等疾病，最好迅速送醫，接受檢查。

另外，比例較多的臉色蒼白症狀，

開始 →

●突然變得無精打采 臉色難看 —是→ 立刻送往醫院

↓否

●哭泣時臉色蒼白 —是→ 到醫院接受檢查看看

↓否

●最近臉色變得不太好
●沒有精神
●嘴唇及指甲呈紫青 —是→ 到醫院接受檢查看看

↓否

●出生時是早產兒 —是→ 到醫院接受檢查看看

↓否

●精神良好，而且也順利地增重 —是→ 先觀察寶寶的狀況

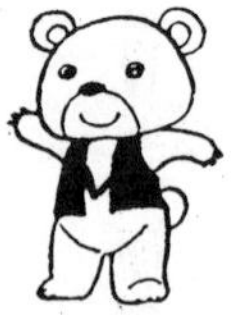

多為未熟兒貧血症。未熟兒在出生後二～三個月及剛滿六個月時，常有嚴重的貧血症狀。此種情形對寶寶的健康有極大的影響，必須儘速治療。

如果寶寶突然臉色變得很難看、整個人懶洋洋的，又嘔吐、又發高燒時，很可能是誤服藥物或肺炎等急性疾病，應迅速送醫治療。

若給嬰兒餵食過量的柳橙汁或橘子時，會造成他手掌或腳掌泛黃的現象。此時，如果臉色或身體沒有什麼症狀，可以暫時不去理它。

●觀察寶寶的手掌就可以知道貧血的程度。健康的寶寶，其手掌紅潤。但如果毫無血色的話，大概就是貧血。

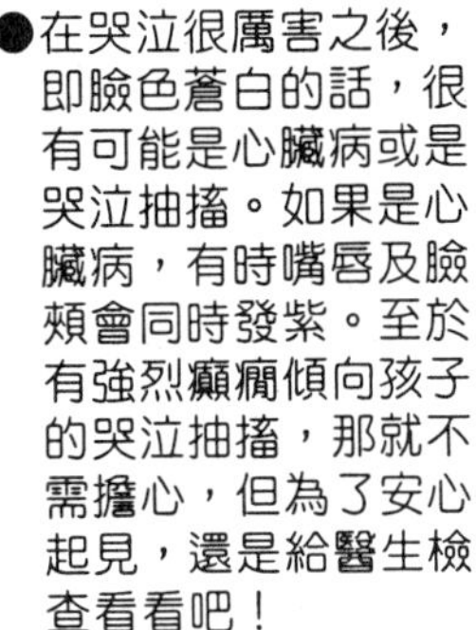
●在哭泣很厲害之後，即臉色蒼白的話，很有可能是心臟病或是哭泣抽搐。如果是心臟病，有時嘴唇及臉頰會同時發紫。至於有強烈癲癇傾向孩子的哭泣抽搐，那就不需擔心，但為了安心起見，還是給醫生檢查看看吧！

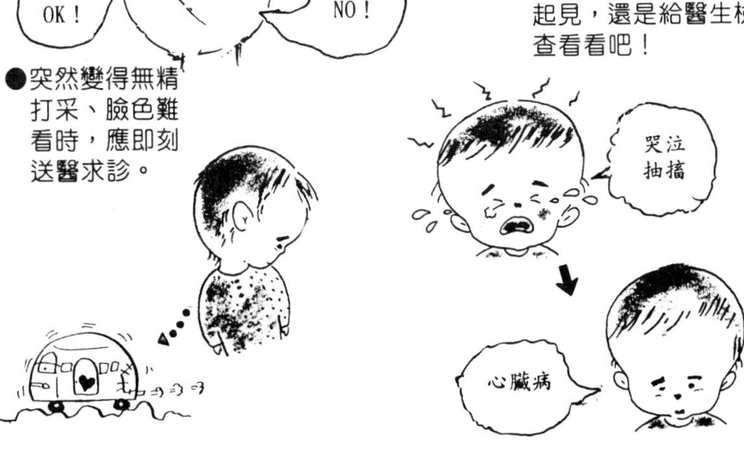

●突然變得無精打采、臉色難看時，應即刻送醫求診。

哭鬧不休

哭泣對嬰孩而言，是他唯一的表達需求的方法。所以，當家中的小寶寶哭鬧時，要先考慮到：這是要求什麼的訊號？如果只是抱抱他就停止哭鬧，是因為寶寶想睡、有被抱的習慣，所以不必擔心。但是，如果抱著他仍然哭鬧不休時，作母親的也會因為不清楚原因而驚慌失措。

如果有這種情形發生時，就先餵他奶看看吧！如果寶寶朝奶頭猛撲過去，並在同時停止哭泣的話，不用說，他是餓壞了。也有因為尿布濕了而引起不快

開始 →

- ●臉色不好，而且會噁心
- ●灌腸所排出的是摻雜黏液或血液的大便

是 → 立刻送往醫院

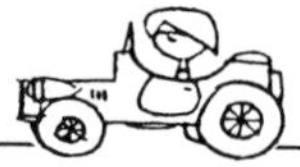

↓ 否

- ●有發燒

是 → 送去看醫生

↓ 否

- ●不喜歡換尿布

是 → 送去看醫生

↓ 否

- ●抱起來或餵奶之後，就立刻停止哭泣

是 → 不必擔心

↓ 否

- ●灌腸之後就不哭了

是 → 不必擔心

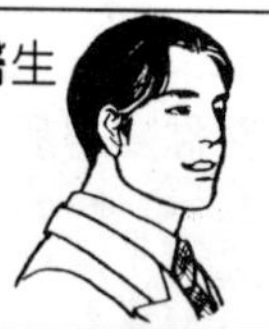

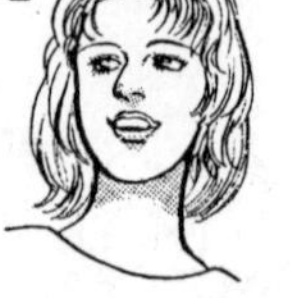

的哭鬧，所以，最好也一併檢查一下。

若這些都無法使他停止哭鬧，就得先看他的臉色如何、有沒有發燒等。查不出異常症狀時，再把寶寶的衣物脫光作檢查。仔細檢查看看，衣服裡是否混入別針或刺之類的東西，弄傷了寶寶的肌膚或造成哪個部位發炎。

如果是三～四個月大的嬰孩，在沒有任何異狀、臉色良好的情況下哭鬧時，很可能是所謂的「三月疝痛」。是因便秘、腹部膨脹所引起的症狀。這時試著灌腸看看，如果寶寶有排氣現象，情況可以立時改善。

若寶寶哭得很厲害，抱著他也哭、餵奶仍不停止哭鬧、且有嘔吐的徵兆時，最好先灌腸看看。如果大便中摻雜著血液或黏液時，有可能是患了腸套疊症，要趕緊連同大便一起送醫診治。

小寶寶半夜哭鬧的原因有很多。熱了、冷了、口渴或發癢等，也有被別於內衣上的別針刺到，而疼痛哭鬧的情形。另外，也有邊睡邊喝奶而吸入大量的空氣，因無法打嗝排氣而哭鬧的狀況。被抱習慣的小寶寶在半夜醒來時，也會以哭鬧向母親撒嬌。

不論如何，對於大部分半夜哭鬧不睡的嬰孩，只要抱著、輕搖著他，就可以馬

●寶寶哭泣的分辨方法

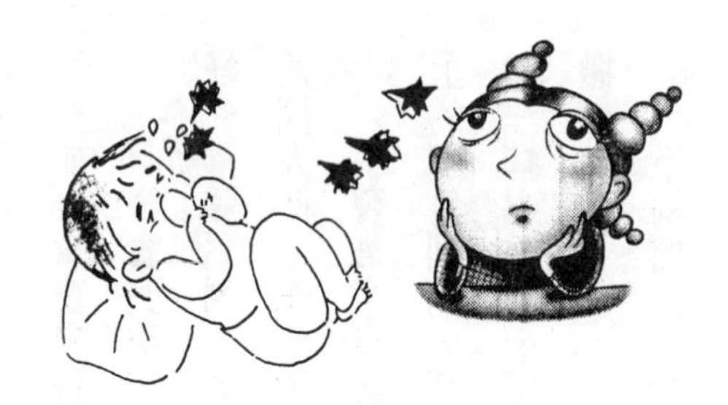

●若是三月疝痛症，寶寶會把雙腿縮至腹部、像蝦一般地弓起身體哭叫。這種姿勢，大都為腹痛時的表現。

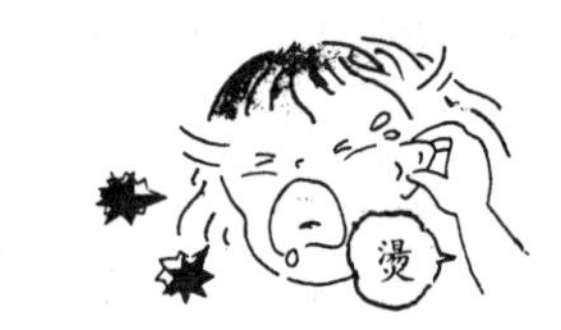

●有發燒症狀、觸摸耳朵時會左右搖頭、大聲哭叫，餵奶也會吐出來時，可能是罹患了中耳炎。在這種情況下，也要送醫求診。

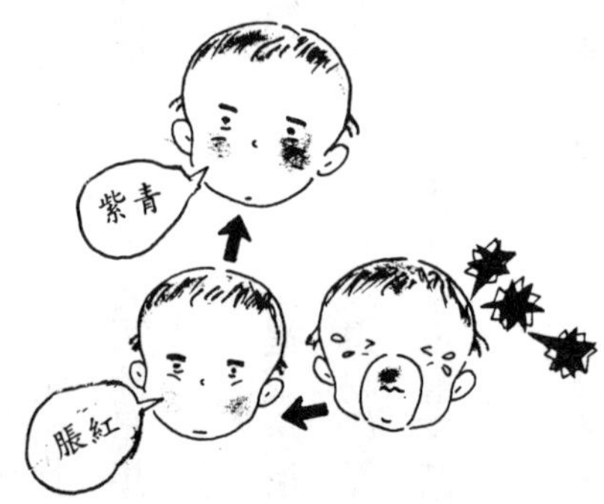

●突然放聲大哭，幾秒鐘之後即平息下來，剛開始臉色脹紅，然後轉成紫青、無精打采，這就是典型的哭泣抽搐。像這種的發作會自然地平息，而且它經常出現在情緒不穩定的寶寶身上，所以父母不須太過溺愛或加以干涉。另外，癲癇傾向強烈的孩子也很容易發生這類的狀況，多半是從父母的其中之一遺傳而來。

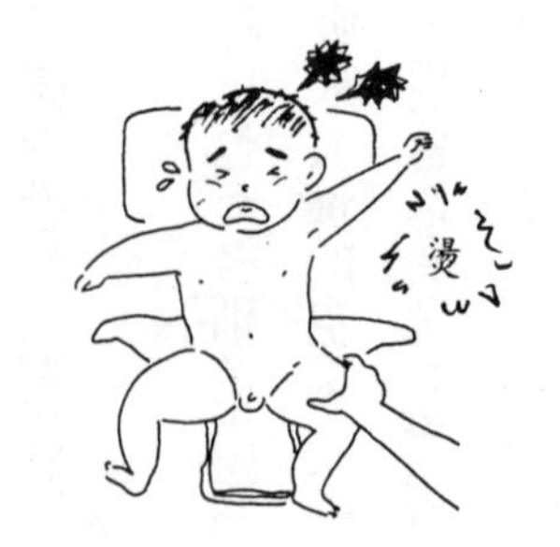

●有發燒症狀，在幫寶寶換尿布、掰開大腿時，會引起不悅的哭鬧時，可能是罹患了股關節炎。應送醫檢查一下。

上停止哭泣。

但是，如果家中從不半夜哭鬧的小寶寶，突然哭鬧不休時，最好先假設有什麼狀況，仔細檢查看看有沒有發燒、臉色好不好、身體有無異常狀況等。

容易感冒

有些嬰兒一遇上某些狀況，就馬上流鼻水、生病感冒。容易患染感冒的嬰兒有兩種，其一為出生到三個月左右大小的寶寶。由於這一階段的寶寶免疫力低，對病毒的抵抗力較弱，所以，處在容易罹患感冒的狀態當中。

另外一種為過敏體質的寶寶。這種嬰兒經常長濕疹、腹瀉，並且常常流鼻水、發出咻咻的呼吸困難的聲音。不論怎麼說，小寶寶不可能自己跑出去、把病毒帶回家。嬰兒之所以被傳染到感冒，可說是父母的責任。

所以，作為父親、母親的，平常一定要小心注意。從外面回到家後，要把手洗乾淨；儘量不要把家中的小寶貝帶到人多的地方。由於在團體當中，很容易傳染病毒，儘可能不把未滿一歲的幼兒交給托兒所看護。

呼吸困難的喘鳴聲

嬰兒發出咻咻、呼嚕呼嚕等呼吸困難的聲音時，母親很容易把它聯想成小兒哮喘而擔憂不已。但是，小寶寶發出喘鳴聲時，不一定都是哮喘所導致的。

有些小寶寶在餵完奶之後，經常會發出呼嚕呼嚕的聲音。若他攝取量正常，而且有增重，就不必擔心；早晨剛起床的時候，喉嚨有被痰黏住而發出呼嚕呼嚕的聲音，是因為睡覺期間的分泌物滯留在喉嚨部位的關係，不是什麼大問題。

另外，以指頭輕放於寶寶的喉嚨部位，如果一直都會發出咻咻的聲音，而且天生就是這種情況的話，很可能是所謂的喉頭哮喘。這種毛病幾乎到了一歲左右，即可自動痊癒，只要配合醫師的指示，觀察寶寶的情形，應該不會有問題。

而必須要注意的咻咻喘氣聲，是所謂的小兒哮喘。這種病症，是綜合支氣管氣喘與氣喘性支氣管炎這兩種疾病的說法。支氣管氣喘為突然喉嚨沙沙作響、喘鳴且有呼吸困難的症狀；而氣喘性支氣管大部分是感冒後的輕微哮喘現象。

由於這些症狀與過敏性體質有很密切的關係，所以，要一面接受醫師的指示、一面鍛鍊小寶寶的身體，重要的是要耐心地作長期治療。

同樣是喘鳴，但要特別注意突然發生以前所未曾有過的沙沙喘息，而且很難治癒的情況時。很可能是幼兒吞入的異物塞住氣道所致，應急速送醫。

一般幼兒誤吞異物的案例裡，大部分誤吞豆類的情形較多，尤其是花生之類的食品，最好留意不要放置在寶寶能搆著的地方。

另外，若小寶寶發高燒、咳嗽、喘鳴且呼吸困難時，很

●一出生就有喘鳴症狀的寶寶，大都為喉頭喘鳴，大概在一歲左右，即告自然痊癒。

●在喝完奶之後及早晨起床之後的暫時性的呼嚕呼嚕的聲音，不必擔心。

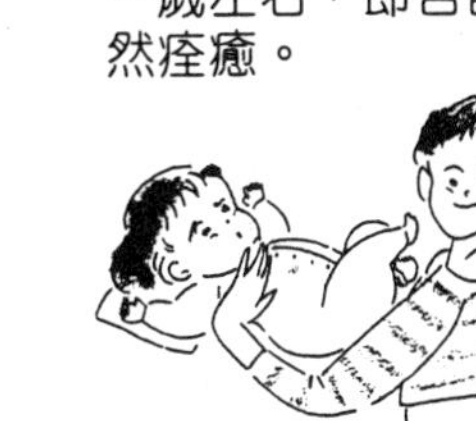

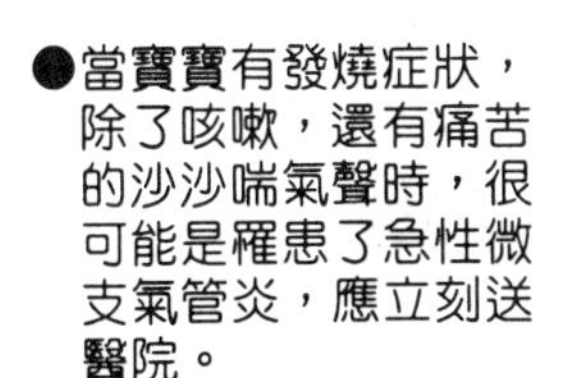

●當寶寶有發燒症狀，除了咳嗽，還有痛苦的沙沙喘氣聲時，很可能是罹患了急性微支氣管炎，應立刻送醫院。

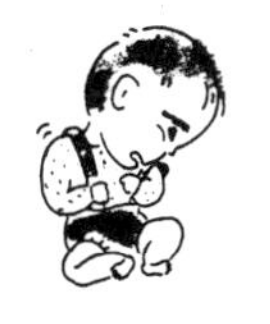

●突然發出沙沙的聲音、一直都無法平息時，也有可能是誤吞異物所致。

●有過敏性體質的寶寶在發作沙沙或咻咻的呼吸困難的症狀時，很有可能是小兒哮喘。

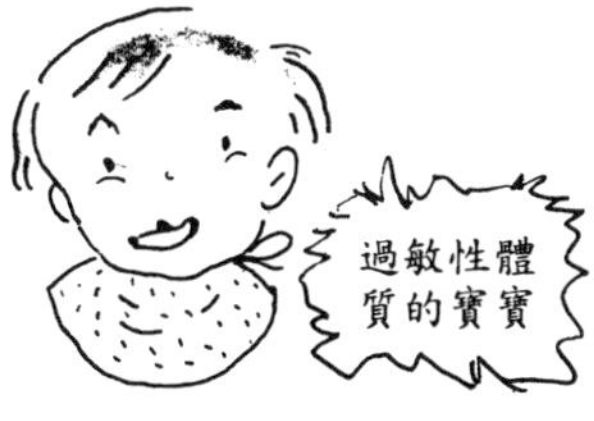

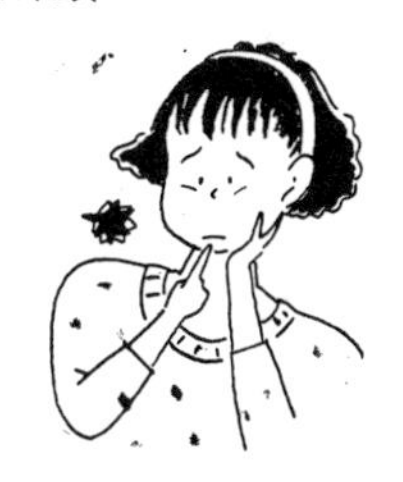

有可能是罹患了急性微支氣管炎，應儘速送醫求診。

流鼻水、鼻塞

幼兒之所以會經常引起流鼻水、鼻塞的症狀，除了鼻腔非常狹窄之外，副鼻腔尚未發達、鼻內黏膜比較敏感等，都是它的原因。因此，只要是輕微的打噴涕、哭泣或吹了外面的冷空氣，都會讓小寶寶流鼻水、鼻塞。如果沒發燒、咳嗽，只是流鼻水的話，沒有必要擔心。

但是，不管怎麼說，流鼻水、鼻塞總是感冒初期最常見的症狀。此時，如

開始 →

●有發燒症狀
●一直咳嗽不停
●有耳漏現象，且觸摸耳朵時會疼痛
是 → 送醫求診
↓ 否

●吃喝東西時，感覺很痛苦、難以下嚥
是 → 送醫求診
↓ 否

●接連不斷地打噴涕
●不停地流鼻水
●眼睛癢、流眼淚
是 → 送醫求診 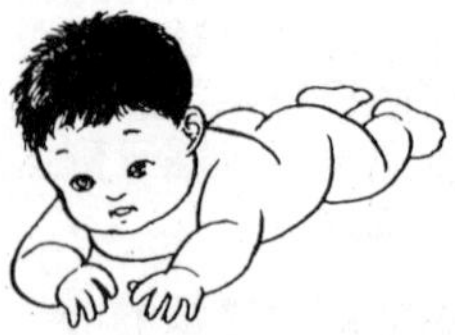
↓ 否

●情緒良好，良慾頗佳
是 → 先觀察寶寶的狀況

果沒發燒、只有打噴涕及流鼻水的「鼻感冒」程度，姑且先觀察情形再作打算。

假如流鼻水持續一星期以上，顏色由透明轉為黃色時，就應送去看醫生了。除了流鼻水以外，並無其他症狀時，應送往耳鼻喉科；若另有其他症狀，就得送至小兒科。

另有過敏體質的幼兒常有的過敏性鼻炎。其症狀多為打噴涕、流鼻水、鼻塞等，俟寶寶稍微長大一些之後，幾乎就很少見了。

寶寶一有鼻塞現象，就會

●消除鼻塞的方法

●把毛巾浸入熱水中，擰乾之後蓋在寶寶的口、鼻上，鼻內的黏膜即因此而濕潤，獲得紓解。

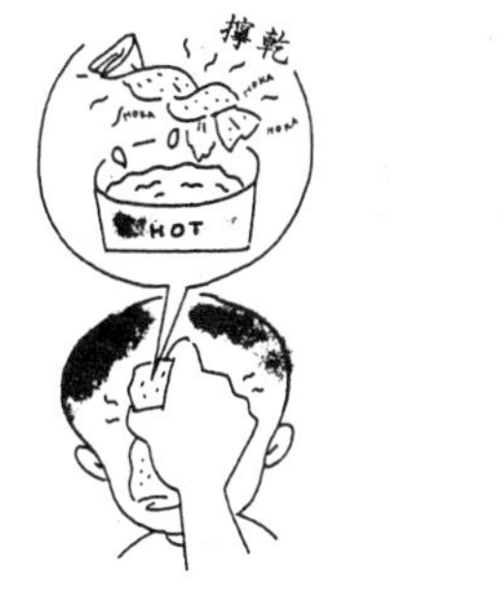

●將棉花棒沾一些嬰兒油，擦拭寶寶的鼻內。但不要太用力或太深入，以免傷及鼻腔黏膜組織。至於棉花棒的桿，最好採用木製的嬰兒專用品，用起來比較安心。

●以前的母親用嘴巴把寶寶鼻內的黏液吸出，也是方法之一。

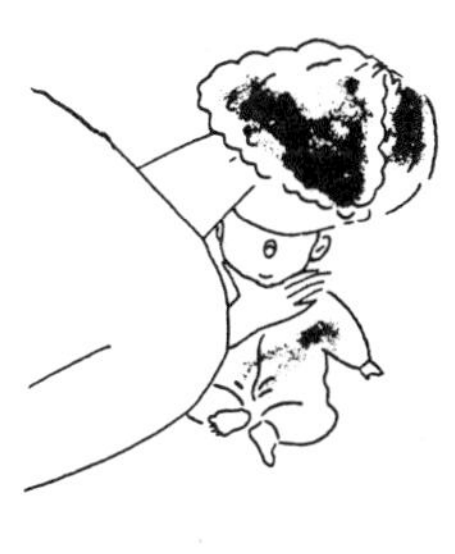

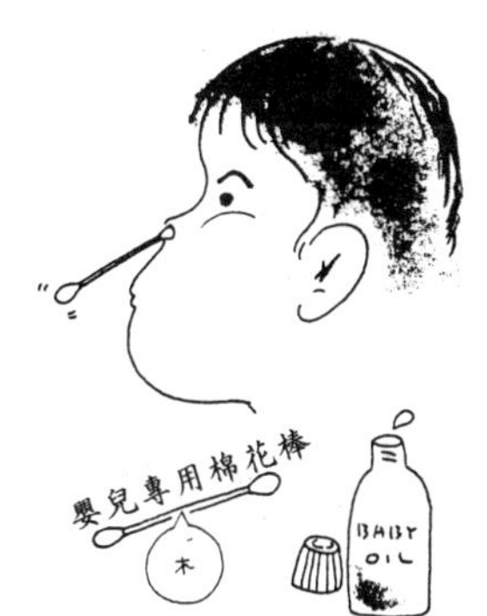

●在寶寶鼻塞時，若餵他喝熱湯或溫牛奶，可暫時使鼻子暢通。

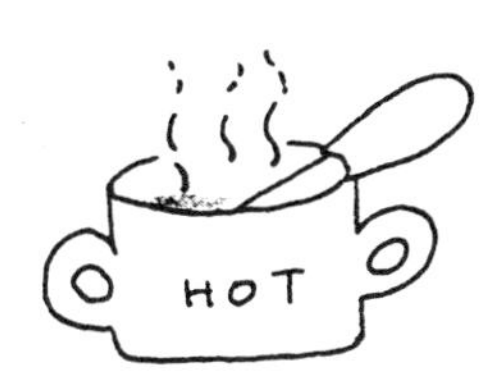

因呼吸困難而痛苦不已，當然也不方便餵奶給他喝。這時可以用熱毛巾敷鼻子，或用嬰兒專用棉花棒輕輕地為寶寶舒緩鼻塞的狀況。也可以用市面上銷售的吸鼻涕器，為寶寶把鼻涕吸出來。

不喝、不吃

您擔憂小寶寶最多的，恐怕是不喝牛乳、不吃斷奶食品之類的事。若先下結論的話，您是操心過度了。畢竟，因不吃、不喝而發生問題的個案實在很少。

就像我們成人一般，嬰幼兒的食慾也是沒準頭的。有時狼吞虎嚥；有時卻一口也吃不下。而且，我們不一定要求寶寶每次要喝多少cc的牛乳。因為食慾除了有個人的差異之外，尚有每日的差異。最重要的是，如果每位母親都這麼想，也就不會急躁不安了。以下是不必操心的不吃、不喝的情況。

剛出生一個月以內的嬰兒，可能會因為母親的乳房過於腫脹，而無法順利地吸到奶頭。遇到這種情況時，可在授乳以前，用吸奶器吸出多餘的乳汁，讓小寶寶方便吸食。

二～四個月左右大小的嬰兒，此時正好是他調整食慾、找出適合自己攝取量的階段。所以，只要寶寶長得圓圓胖胖、情緒良好，即使是攝取量減少也不用操心。

斷奶期的幼兒，經常會以舌頭把送進嘴裡的食物推出來。這是因為寶寶還不能適應烹調的形態與食物的味道。而不能靈活地運用舌頭，也是原因之一。

其他，出遠門、寄宿於陌生的地方、疲倦或緊張等，都是降低食慾的因素。遇到這些情況，都不需要操心，因為很快就會恢復正常。

在寶寶不吃、不喝的原因當中，最多的情形大概是母親強迫餵食，使他漸漸地喪失食慾。

有些幼兒雖然不太進食，卻精神奇佳，也沒看他瘦下來過。如果母親想以強迫的方式讓寶寶多喝一點奶的話，反而會促成寶寶的拒絕反應，結果是在昏昏入睡的狀態當中才有較多的攝取量。這種「強制授乳」的母親的心情能讓人體會，但吃飯這種事是急不得的，至少也要讓心愛的小寶寶在舒適、快樂的氣氛下，享受他的用餐時間。

寶寶不想喝奶時，不必一直急著想讓他多喝一些，若過了二十分鐘左右仍未有動靜，就不必勉強了。另外，授乳間隔仍應保持四個小時，不必因為寶寶不喝奶而增加次數。

餵食斷奶食品的情形也和授乳的情況相同。如果寶寶拖拖拉拉地邊玩邊進食，過了用餐時間仍未結束時，就該馬上收拾飯菜，不必等下去了。幼兒及斷奶期的寶寶比較專注於玩耍，至於吃飯的事，要等到肚子餓了才有胃口。只要他身體健康，就沒什麼好擔心的。

神經質與個子小的幼兒大都吃得少，只要是健康狀況良好，不必在乎它。

以往都喝母奶的嬰兒，突然改用牛乳取代而發生不喝的情形時，可以試著換廠牌。如果還行不通，若寶寶的月齡夠大，提早餵食斷奶食品也是釜底抽薪

開始 →
●有發燒、咳嗽、下痢等症狀
●情緒惡劣
是 → 送醫求診 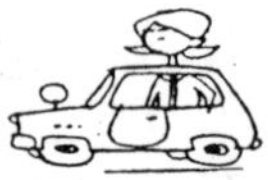
↓否
●毫無精神，而且瘦下來了
是 → 送醫求診
↓否
●有神經質，而且偏食
●吃得少，但很健康
是 → 不太需要操心
↓否
●即使打瞌睡也很能喝奶
●情緒良好、健康狀況佳
是 → 不必擔心

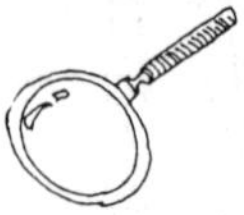

●不吃、不喝的原因

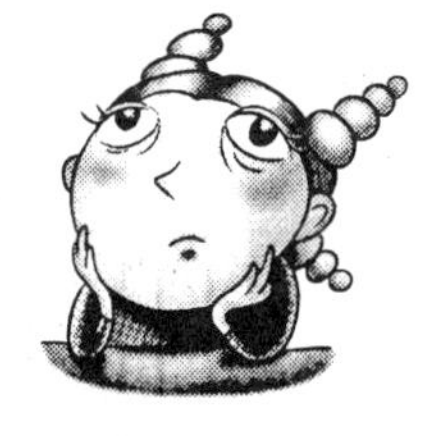

●母親在產後的一個月內，會有過度脹奶的現象，使嬰兒無法順利吸吮奶頭。只要在授乳之前以吸奶器，先擠出一些乳汁，即可使授乳的工作順利進行。

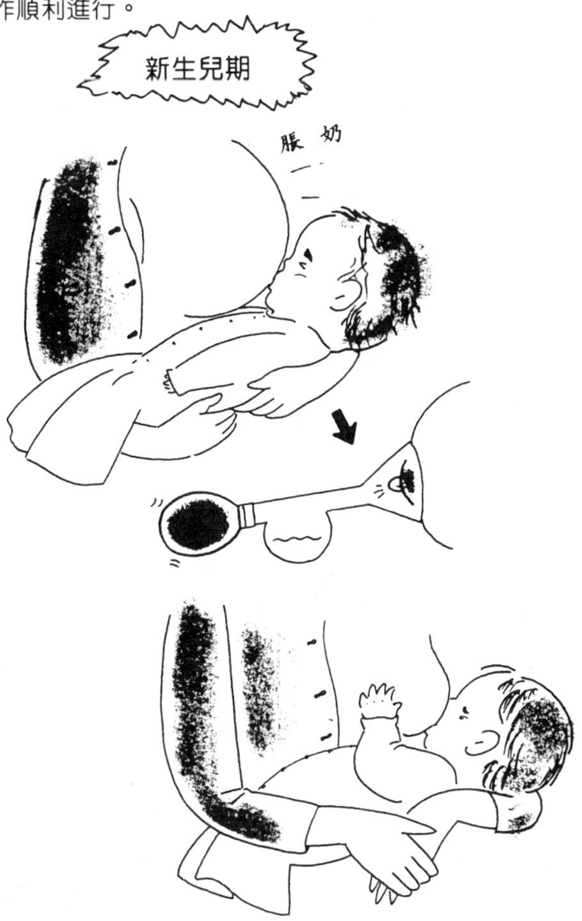

●寶寶邊睡邊喝奶的情況，都是母親強行餵奶所造成的，不必擔心。

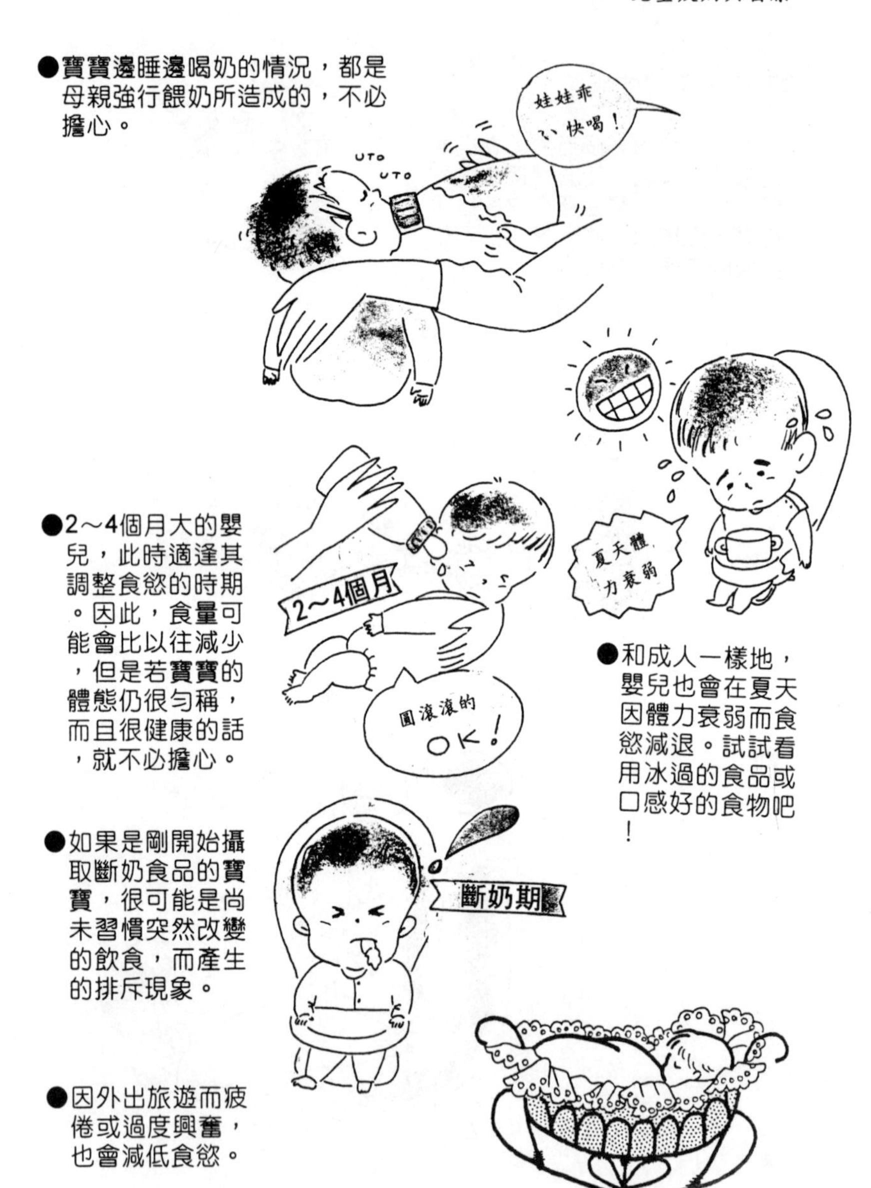

●2～4個月大的嬰兒，此時適逢其調整食慾的時期。因此，食量可能會比以往減少，但是若寶寶的體態仍很勻稱，而且很健康的話，就不必擔心。

●和成人一樣地，嬰兒也會在夏天因體力衰弱而食慾減退。試試看用冰過的食品或口感好的食物吧！

●如果是剛開始攝取斷奶食品的寶寶，很可能是尚未習慣突然改變的飲食，而產生的排斥現象。

●因外出旅遊而疲倦或過度興奮，也會減低食慾。

之計。

而必須注意的是寶寶因生病而沒有食慾的情況。其判斷的標準有：寶寶是否有精神？情緒是否良好？是否有發燒和腹瀉的現象？或是整天悶悶地哭鬧著？等等。若您的寶寶有上述的任一症狀時，應即刻送醫求診。

淋巴腺腫大

淋巴腺分佈於頸後及耳朵後面，下巴與頸部之間、腋下、鼠蹊部等處。

當淋巴腺腫大時，以指尖輕輕地觸摸其部位，會感覺有硬硬的，且在皮下有滑動的小東西。如果大小不超過紅豆的大小範圍，即使有二～三個，也不用操心；有時會呈米粒大小的點狀大量出現，如果只有這般大小，就沒有問題。

在寶寶的頭上長濕疹或有膿腫的情形下，幫他理髮而不小心刮傷時，很容易因發炎而造成淋巴腺腫大。而淋巴腺腫大通常都不會疼痛，因此，先觀察一陣子，若沒有變大的跡象，可以不去理會它。有時它會自然地消失，有時過了好一段時間仍留在原位，但對健康絕無影響。

頸部的淋巴腺等處突然腫大到大拇指一般大小時，可能會繼續腫大，且有發熱的現象。這種症狀有可能是因為扁桃腺炎或喉頭炎、口腔炎、蛀牙等疾病的關係，使細菌侵入而引起化膿性的淋巴腺炎。若淋巴腺有輕微壓痛感時，有馬上治療的必要。

如果淋巴腺漸漸腫大，而且除了下巴以外，連腋下、鼠蹊部也有這種情形、沒有疼痛的感覺卻臉色不好、乍看之下好像有大量的皮下出血的情形時，很有可能是白血病等惡性腫瘍。雖然這種疾病很少發生在嬰幼兒的身上，為了放心起

開始→

- ●一壓就會疼痛 ●腫大的部位會發燙 —是→ 送醫求診
- ↓否
- ●有長疹子、發燒等症狀 —是→ 到醫院接受檢查看看
- ↓否
- ●漸漸地腫大 ●全身到處都長 ●臉色不好、沒有精神 ●有流鼻血、皮下出血的症狀 —是→ 到醫院接受檢查看看
- ↓否
- ●像紅豆般的大小 ●有痱子及膿疙瘩 —是→ 找出原因
- ↓否
- ●長出米粒大～紅豆般大小的硬塊，壓它也不會痛 —是→ 先觀察寶寶的狀況

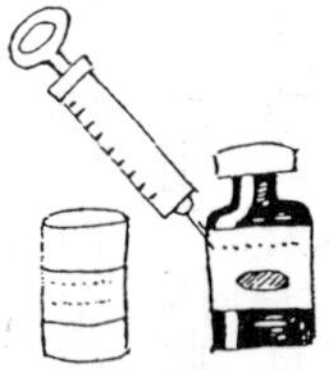

●有淋巴腺分佈的部位

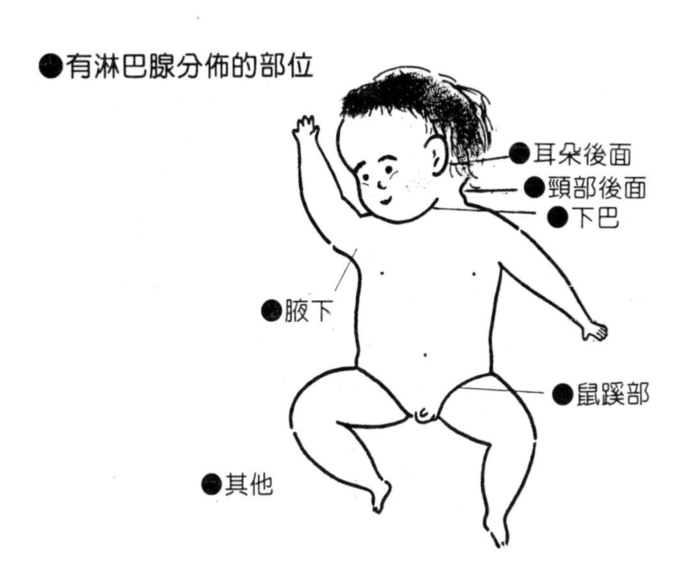

見，還是到醫院接受檢查比較妥當。

另外，淋巴腺腫大而且有長疹子、發燒的情形時，有可能是患了風疹或是川崎病，遇到這種情況，應馬上送醫。

體重沒增加

為寶寶量體重不是每天盯著體重計的刻度，而或喜或憂。最少要以五天或一個星期作一個單位，才有個標準。

如果家中的幼兒精神不錯、情緒良好，即使在體重上不見進展，也不必大驚小怪。除了早產的未熟兒，其他的嬰幼兒都可以把百分比值作為標準，如果體重的百分比與身高的百分比呈同一曲線，即使比平均值低也沒關係。

嬰幼兒也有個別的差異，有食量小的；有個小子的；也有生來就瘦巴巴的，所以，可以把這種情況視為個人的特性之一。

但是，當哺餵母乳的小寶寶體重沒增加的原因是母乳不足時，就有補足牛乳的必要性。若哺餵時間超過二十分鐘以上時，最好去看醫生，請求判斷原因。

另外，嬰幼兒到三～四個月左右大小時，食慾忽起忽落毫無準頭，因此，體重增加的速度也比較遲緩。由於這是常有的現象，不必過度操心。

遇到寶寶體重沒增加，而且懶洋洋的、整天磨人糾纏不休的情形時，還是帶去看醫生，接受診斷比較妥當。

過重

當母乳充沛，加上寶寶食慾也非常旺盛時，怎麼看都似乎是胖了一些。

「加物普指數」的計算方式與判定基準

$$\frac{\text{體重(g)}}{\text{身高(cm)}^2 \times 10}$$

20以上	太胖
18～20	微胖
15～18	正常
13～15	瘦
13以下～	太瘦

乳幼兒身體發育的百分比值

若在十～九十％之百分比值以內，則為正常發育，而重要的是，寶寶是否順著發育曲線成長著。

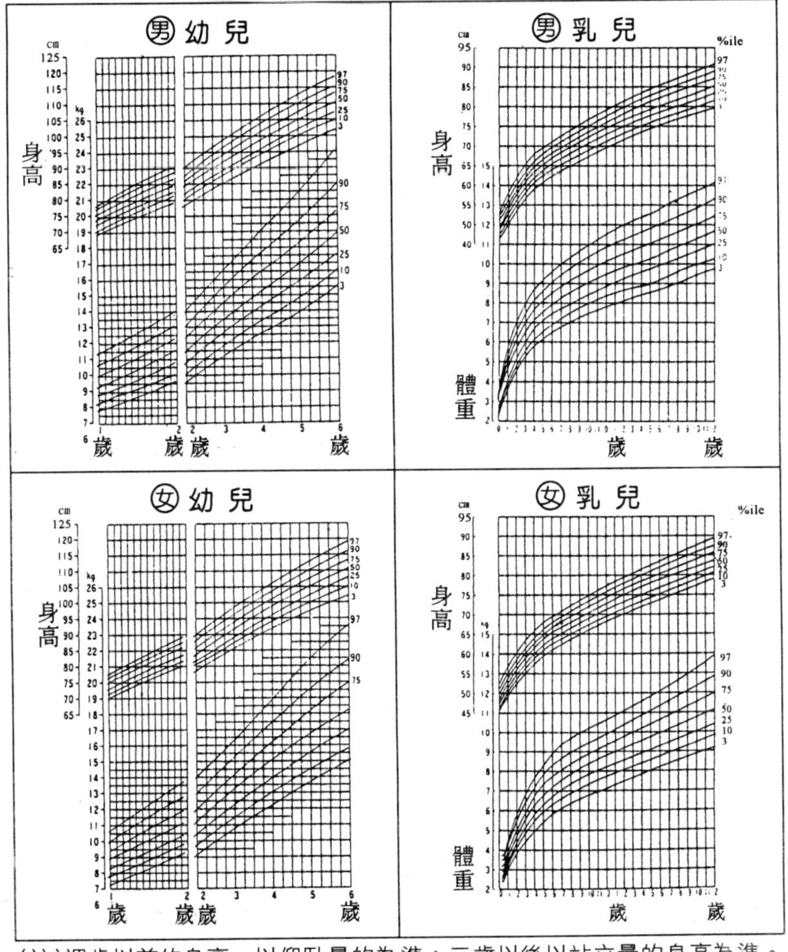

(註)週歲以前的身高，以仰臥量的為準；二歲以後以站立量的身高為準。

一般在判斷寶寶是否胖或瘦時，大都以「加物普指數」作為基準。這是以乳幼兒的體重與身高的平均作判別標準，其計算與判別的方法如三十四頁表：

但是，也沒有必要這麼在乎寶寶的肥胖狀況。因為大部分在嬰兒期發胖的小孩進入幼兒期時，由於活潑好動而不再增胖。肥胖的寶寶在往後發胖的實際比率，僅約為八%，所以，沒有必要減少牛乳的量。

但要注意的是，進入學齡期仍保持肥胖的小孩，長大之後發胖的比率約在八〇%左右，所以要控制此時期的幼兒的體重，避免其繼續發胖。

機能發展遲緩

嬰幼兒的機能發展，因個人體質不同而有相當的差異，所以，不能說過了幾個月就一定能夠翻身或可以扶著東西站立。

●觀察脖子硬挺的「牽引反應」

●讓寶寶仰臥，並輕拉他的手腕。如果是一～二個月大的嬰兒，頭部會稍微向後彎曲，而且比身稍微慢一些挺起。

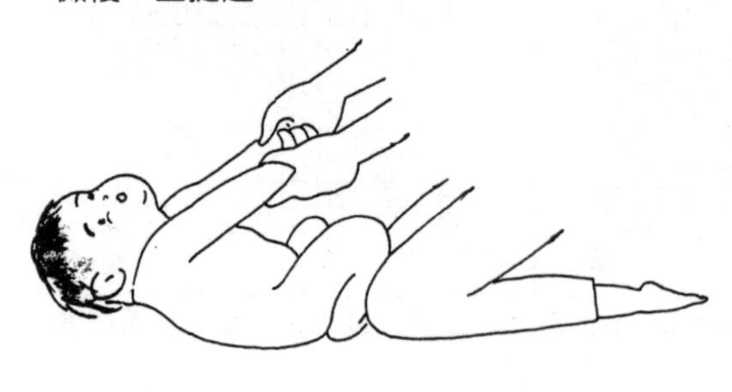

●讓寶寶坐起，並前後左右地搖晃他，如果頭部沒有因此而向前垂下，表示他的脖子已經硬挺了。如果超過了四個月大仍無法挺直脖子，可說是機能發展較遲緩。

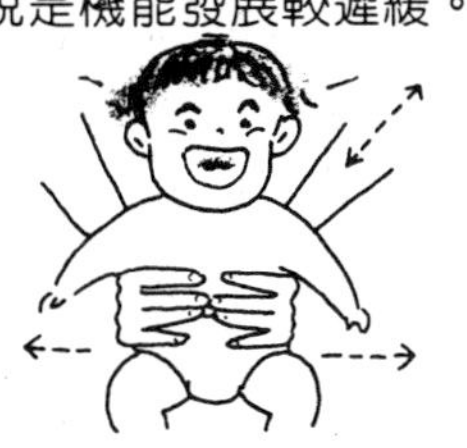

●過了四個月以後，頭部與身體的動作大約呈一致的反應，此時，若以牽引方式拉寶寶的手，他會以從腰部至頭部呈直線的形式坐起來。

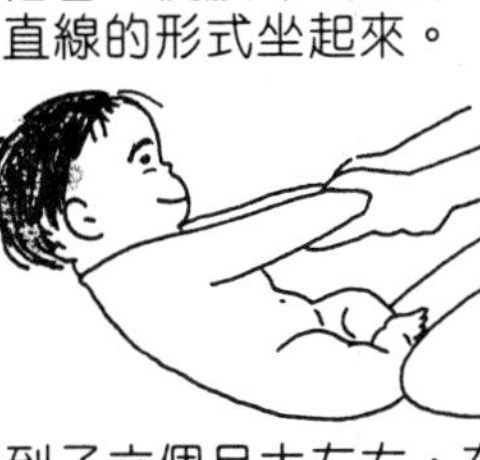

●到了六個月大左右，在輕拉寶寶的手腕時，他會自己把頭部向前傾，而離開地面。

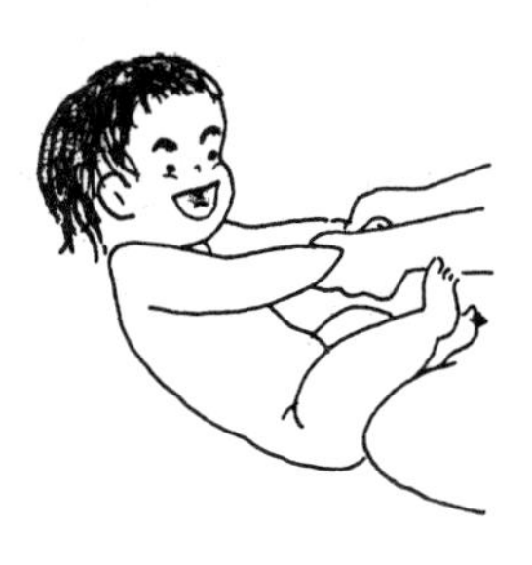

母親所熟悉的機能發展當中，一般說來仍是有關肢體運動方面的發展。檢查看看寶寶的脖子是否穩定了？是否能坐穩或扶著東西站立等大肌肉的動作。如果其完成的時期在七五％的範圍之內，大致上不會有問題。如果到了那個時期仍不會作該動作時，先暫時觀察一個月左右，若有異常狀況時，最好儘速送醫接受診斷。

眼屎異常增加

當寶寶分泌出過多的眼屎時，可能有兩種情況，其一是眼睛本身的疾病，另一種則為全身的疾病。

出生後六個月以內的嬰兒，大都有倒睫毛，但因為嬰兒的睫毛柔軟，摩擦到角膜時不會造成傷害，不必把它去除掉。若遇到嚴重的情況時，最好找眼科醫生診治。嬰兒不會將自己的感覺表達出來，所以，父母應多加注意寶寶睫毛生長的情形。

二～三個月左右大小的嬰兒經常長眼屎的原因是，淚腺堵塞或太窄，使淚水無法順利通到鼻子而長細菌所致。這種現象會隨著年齡的增加而自然消失，不用操心。只要以消毒棉花沾少許的清水，把眼屎擦拭乾淨即可。

若寶寶被母親或兄姊傳染到流行性角結膜炎（濾過性病毒八型感染），在發病之後眼睛變紅、流眼淚，而且有刺痛感。碰到這種情況時，須即刻接受眼科醫生診治。

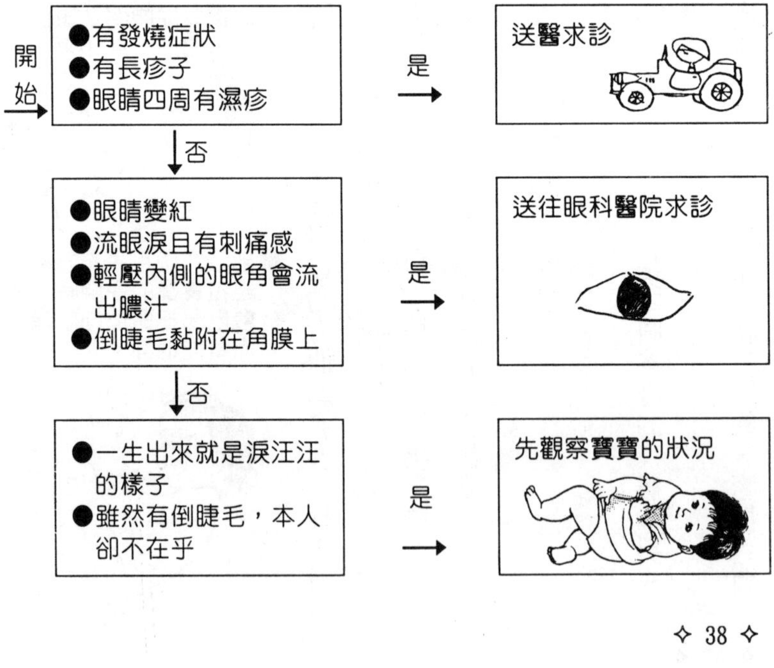

開始 →

●有發燒症狀
●有長疹子
●眼睛四周有濕疹

是 → 送醫求診

↓否

●眼睛變紅
●流眼淚且有刺痛感
●輕壓內側的眼角會流出膿汁
●倒睫毛黏附在角膜上

是 → 送往眼科醫院求診

↓否

●一生出來就是淚汪汪的樣子
●雖然有倒睫毛，本人卻不在乎

是 → 先觀察寶寶的狀況

第二章　症狀與疾病的區分

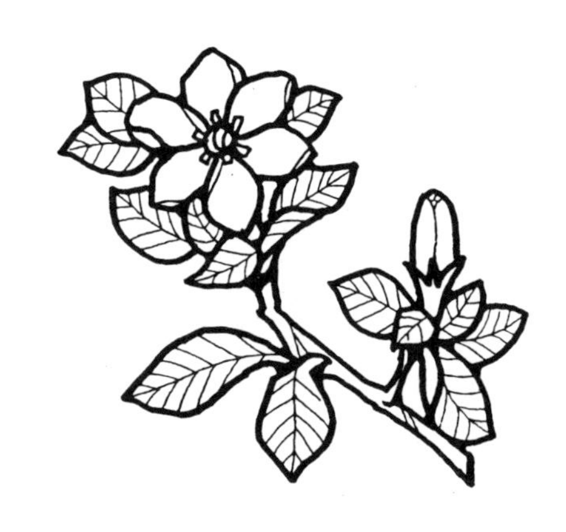

一旦有緊急情況媽媽最可靠

母親在授乳時，很容易發覺寶寶的異常徵兆，用體溫感覺是否有發燒、觀察小孩的舉動是否反常等，都是很重要的事，也是早期發現的關鍵所在。

幼兒反應出的異常症狀當中，除了突然發高燒、嘔吐、下痢、咳嗽等明顯的症狀以外，尚有沒精神、喘鳴、整天沒笑容、磨人、沒有食慾、臉色不好等不太明顯的症狀。因為母親平常和孩子接觸時間最多，所以，能夠及早發現這些症狀。

幼兒的健康狀況是起伏不定的，所以，會經常出現這些不太明顯的輕微症狀。而絕大部分的症狀都是暫時性的，不須擔心。

但有時也可能是某些重大疾病的前兆，其中隱藏著檢查必要的疾病。母親有時候太神經質也挺麻煩的，而仔細觀察寶寶的一舉一動也是非常重要的。如果這些輕微的症狀仍持續下去，最好去請教經常求診的小兒科醫生或衛生單位。

嬰幼兒經常會在半夜發燒。有的母親碰到這種情形，會急急忙忙地抱起睡夢中的孩子衝往醫院；有些媽媽更誇張，只要小孩稍微有感冒徵兆或下痢的情形，就馬上帶去看醫生。其實，根本就不必這麼緊張兮兮的。

正確的判斷使您的寶寶得救

由於嬰幼兒本身的調節體溫的機能尚未成熟，所以，只要一有任何狀況就會發燒。而嘔吐、下痢、輕微的感冒等也是常有的事。但初為人母者總會為了孩子不會以語言表達哪裡痛、哪裡不舒服而焦慮不安。不過，請仔細想一想：三更半夜頂著寒風、抱著發燒的孩子出門，是否反而使病情更加惡化？有時因為孩子有類似感冒的症狀，就帶到人多的醫院，反而帶回流行性感冒病毒的例子也不少。

而且站在醫生的立場，半夜三更突然送來一個對其體質、病歷或家庭背景完全不熟悉的小病患，不但在處理上費事，在這時候也不能作充分的檢查。重要的是，醫院在夜間不一定有小兒科的住院醫生。

首先，母親要把心情平靜下來，量量看寶寶發燒到幾度，檢查看看有沒任何異狀。再判斷是否應該立刻送醫，或觀察一晚再作決定。雖然這是一件困難的工作，卻也是母親職責所在。如果孩子和平常一樣地有精神、哄哄他就會愉快地發笑，即使體溫稍微高一點，或是有下痢及輕微的感冒症狀，也不用緊張。

在醫院裡每年有很多的小病患，是以救護車緊急送進來的。根據事後的調查，其中有四分之三的小病患，即使等到第二天的診療時間也無妨。但另外四分之一的小病患當中，有很多人就因為有救護車的緊急送達，而撿回一條小命。

這類分秒必爭的疾病，最具代表性的是二歲以下的幼兒容易罹患的腸套疊症。如果發現的早，不用動手術就可以治癒。但如果時間拖久了，使腸重疊的部位糜爛後，就有生命的危險。如果寶寶持續著激烈的哭鬧，把喝進去的奶從嘴裡吐出，而且表情很痛苦，八成是患了腸套疊症。另外，如果寶寶的鼻翅微微地抽搐、像喘氣般痛苦地咳嗽時，很可能是肺炎或是微支氣管炎的症狀。因哮喘發作而引起臉色青紫、氣管被異物堵住而呼吸困難等，都是刻不容緩的急症，應即刻送醫。

如何與醫生做良好的溝通

一旦有緊急狀況發生時，最可靠的人就是母親。通常藉由母親的觀察與判斷，很容易辨出小孩是否有異狀。而令人困擾的是，有很多敏感過度的母親，僅憑家庭醫學百科全書上的知識，就斷定自己的孩子得了盲腸炎或幽門狹窄症。

診斷疾病是醫生的工作。您只要按順序把孩子的症狀與情況告訴醫生，就是幫了醫生的忙。例如，告訴醫生家中有人感冒、目前幼稚園盛行流行性耳下腺炎、前幾天來我家的鄰居小孩好像有痲疹等訊息，這些對於醫生的診斷都有很大的幫助。

第二章各圖表內的看法

〈不必擔心〉　意味著沒有緊急性，但不是說沒有看醫生的必要。看看孩子的情況，在白天的門診時間內帶去看醫生。如果有發高燒，可以先給寶寶服下退燒藥(要注意藥量)。**〈送醫〉**　是指有必要送醫求診，但是，沒有特別的緊急性。如果有能夠信賴的醫生，也可以打通電話告訴他，並遵照其指示行事。**〈先送醫看看〉**　是使用在緊急性更低的場合上。**〈立即送醫〉**　是指有危險性、或許有住院的必要性的情況。如果能夠的話，最好有主治醫生的介紹。有時也可以利用救護車。**〈在有檢查服務的時間之內送醫〉**　是指在這種情況之下，有接受檢查的必要性。最好在醫院所指定的檢查時間之內，帶孩子去看醫生。

請勿把**症狀之後的病名**認定成該疾病，這裡的意思是有其可能性而已。

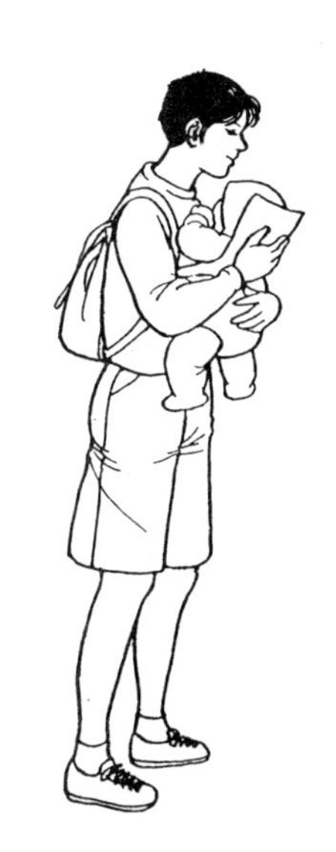

發燒時

嬰幼兒經常在半夜裡發燒，令母親感到不安。但如果只有發燒，就不必太擔心。問題是，除了發燒以外，是否還有其他的症狀。

在這種情況下不必擔心，先觀察狀況再說

①逗弄寶寶就會高興地發笑時。
②臉色紅潤而且食慾正常時。

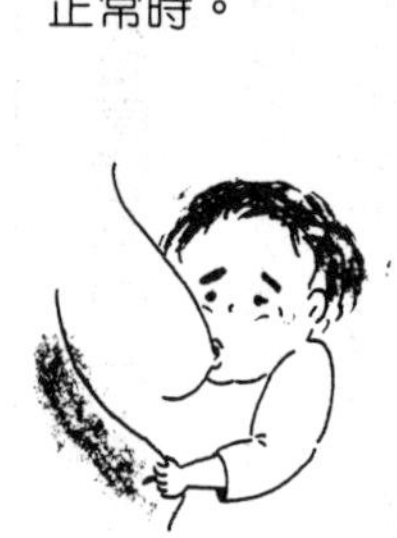

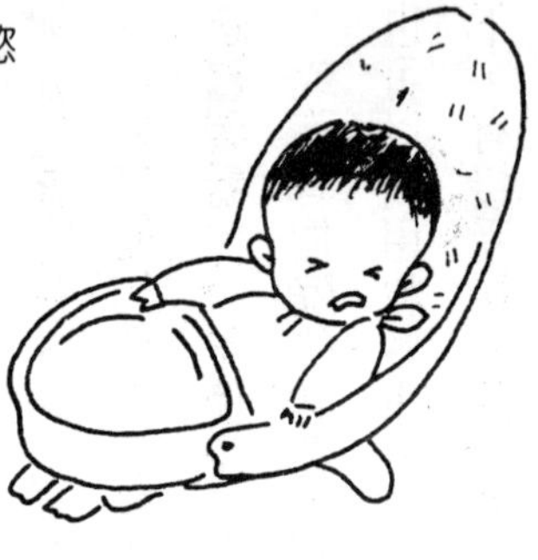

在這種情況下要迅速送醫求診

①意識模糊不清時。
②臉色不好，即使抱著、揹著來哄也無法讓他停止哭泣時。
③有嚴重的下痢及嘔吐症狀，無精打采時。
④鼻翼抽動、用嘴巴痛苦地呼吸時。

●發燒時

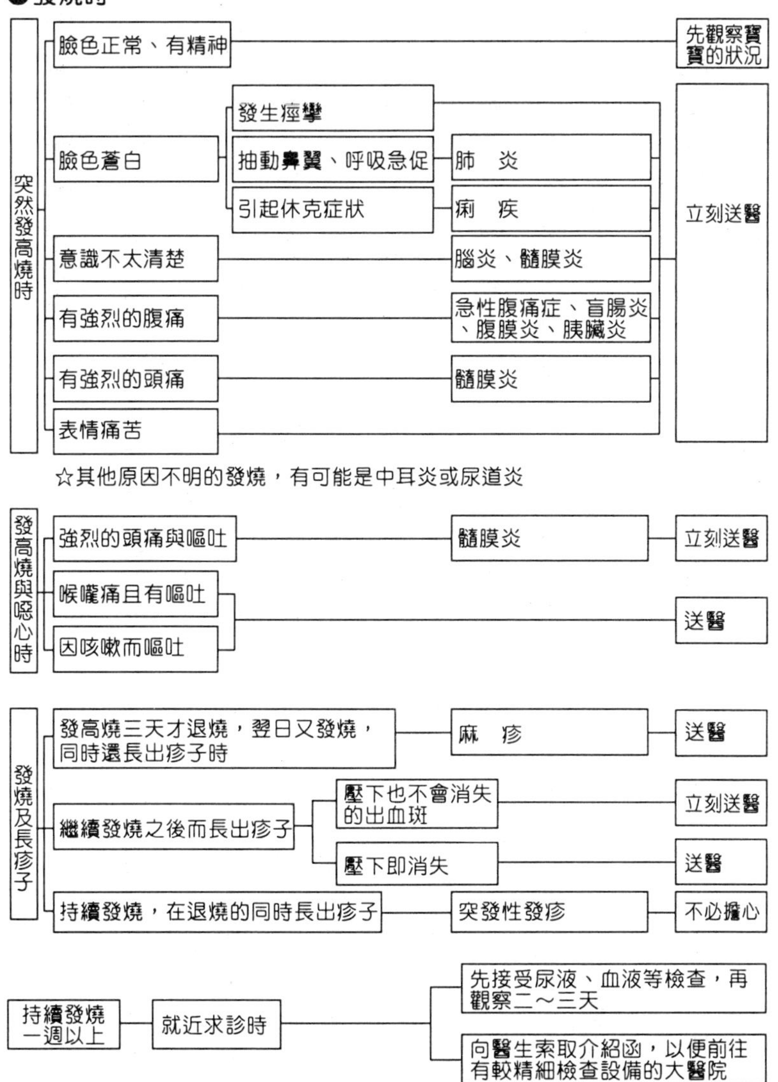
突然發高燒時
臉色正常、有精神
先觀察寶寶的狀況
發生痙攣
臉色蒼白
抽動鼻翼、呼吸急促
肺 炎
引起休克症狀
痢 疾
立刻送醫
意識不太清楚
腦炎、髓膜炎
有強烈的腹痛
急性腹痛症、盲腸炎、腹膜炎、胰臟炎
有強烈的頭痛
髓膜炎
表情痛苦
☆其他原因不明的發燒，有可能是中耳炎或尿道炎
發高燒與噁心時
強烈的頭痛與嘔吐
髓膜炎
立刻送醫
喉嚨痛且有嘔吐
因咳嗽而嘔吐
送醫
發燒及長疹子
發高燒三天才退燒，翌日又發燒，同時還長出疹子時
麻 疹
送醫
繼續發燒之後而長出疹子
壓下也不會消失的出血斑
立刻送醫
壓下即消失
送醫
持續發燒，在退燒的同時長出疹子
突發性發疹
不必擔心
持續發燒一週以上
就近求診時
先接受尿液、血液等檢查，再觀察二～三天
向醫生索取介紹函，以便前往有較精細檢查設備的大醫院

即使沒生病也會發燒

嬰幼兒常會因為一點點的小狀況就發燒。這是因為他們的體溫調節功能尚未發育完全，所以即使不是生病，也很容易發燒。

例如，孩子大聲哭喊、穿太厚的衣物、蓋的被子太厚、房間內的溫度及濕度過高時，因為不能充分地散發體內的熱量，而使體溫升高。在炎熱的夏天裡，如果白天的氣溫過高，而幼兒又不能順利地調節體溫時，到了傍晚或夜裡時，就會有發燒的現象。通常脫水症狀也是造成發燒的原因之一。

有以上的這些情況時，如果讓孩子換穿較薄的衣物、使房間內的通風良好，並多餵孩子喝冷開水等，都可以解除他的發燒症狀。

當孩子突然發燒時，幾乎都是受到病毒或細菌的感染而引發的發炎症狀。一旦病毒或細菌侵入體內時，身體會為了要擊退這些不速之客而開始奮戰，於是體溫也因此而升高。

小孩發燒的原因，大部分是由感冒或扁桃腺炎、咽頭炎等急性上呼吸道炎所引起的。如果是乳兒，通常喉嚨會紅腫；若是幼兒的話，我們可以看見他的扁桃腺呈紅腫狀。

大部分的情況是，白天精力旺盛地玩耍，到了晚上卻突然發高燒。一般來說，雖然體溫高了一些，而情緒也不會比較差，精神也蠻不錯的。

發燒的體溫高度不是用來判斷疾病嚴重性的標準

嬰幼兒的新陳代謝比較頻繁，所以，平均體溫比成人高也是理所當然的。一般來說，嬰兒的體溫大致在三六・五度～三七・五度之間。

當寶寶發燒到三八度或三九度時，母親很容易不安地聯想到，是不是得了什麼可怕的疾病、會不會把腦筋燒壞了之類。發燒的確是顯示了身體有異常的症狀，但是，其體溫的高度並不代表疾病的嚴重程度。而且腦筋也不會因為單純的發高燒，就被燒壞掉。

如果孩子的臉色紅潤、情緒良好，逗弄他就會發笑的話，即使發高燒，也不須把它想成很嚴重。如果家裡正好有人感冒，可能是被傳染了。

但如果有臉色蒼白、垂頭喪氣、沒有喝奶的力氣、呼吸急促而且表情痛苦、有嚴重的腹瀉、腹痛、嘔吐的現象，以及意識模糊不清的抽筋情況時，就有問題了。

這些症狀有可能是肺炎、有脫水現象的乳兒下痢症、或其他急性腹部疾病（急性盲腸炎、腹膜炎、胰臟炎）等重大疾病的症狀，要趕緊送醫求診。如果可能的話，請自己信得過的醫生幫忙介紹一家適合的醫院，是再好不過的事情了。

未滿六個月的嬰孩，經常會突然病情惡化，所以，有特別注意的必要。

緊急措施——發燒時

●總之要保持安靜　讓孩子安靜地休息。

●不麻煩時，可以墊冰枕。　要注意別讓冰枕接觸到頸部以下的部位。

●有抽筋的危險時，先餵食退燒藥，也可以使用栓劑。　其使用的方法及量，應遵照醫生的指示。過度使用的話，可能會使真正的症狀隱藏起來，妨礙了醫生的診斷。

●持續高燒不退時，可能會引起脫水症狀。儘量餵寶寶喝冷開水、茶、果汁或湯，**以補充水分**。

●若有出汗現象　應勤於更換衣褲，以保持乾爽。

有痙攣現象時

寶寶突然有身體僵直、兩眼翻白和抖動不停的症狀時——初為人母者，總是會驚慌失措。可是，幼兒發生痙攣的情形有很多，並非很危險的症狀，要先冷靜下來，處理這突發狀況。

在這種情況下不必擔心

①哭鬧之後的哭泣抽搐是有強烈癲癇傾向的孩子常見的症狀。
②立即平息下來，而且沒有後遺症。

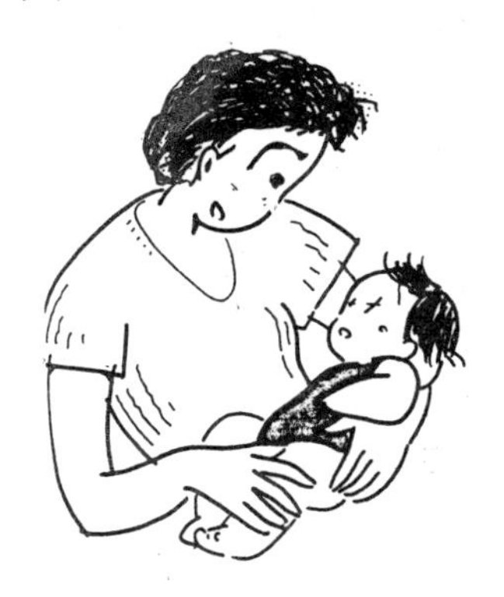

在這種情況下要迅速送醫求診

①過了二十分鐘仍無平息的跡象時。
②有嚴重的嘔吐及下痢且抽搐不止時。
③痙攣症狀平息之後，臉色依舊不好、無精打采時。
④發高燒且在短時間之內持續痙攣現象時。

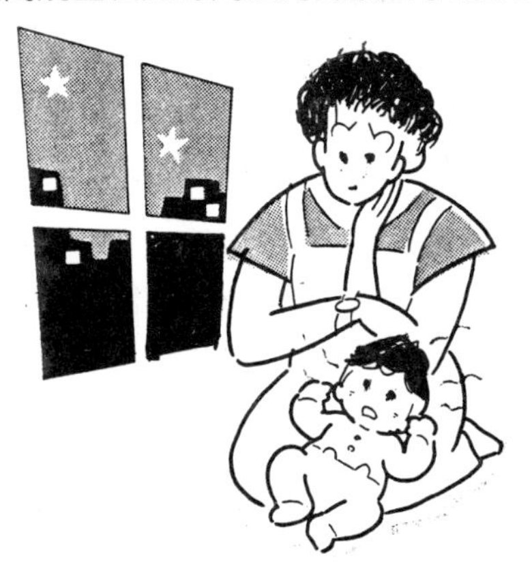

●有痙攣現象時

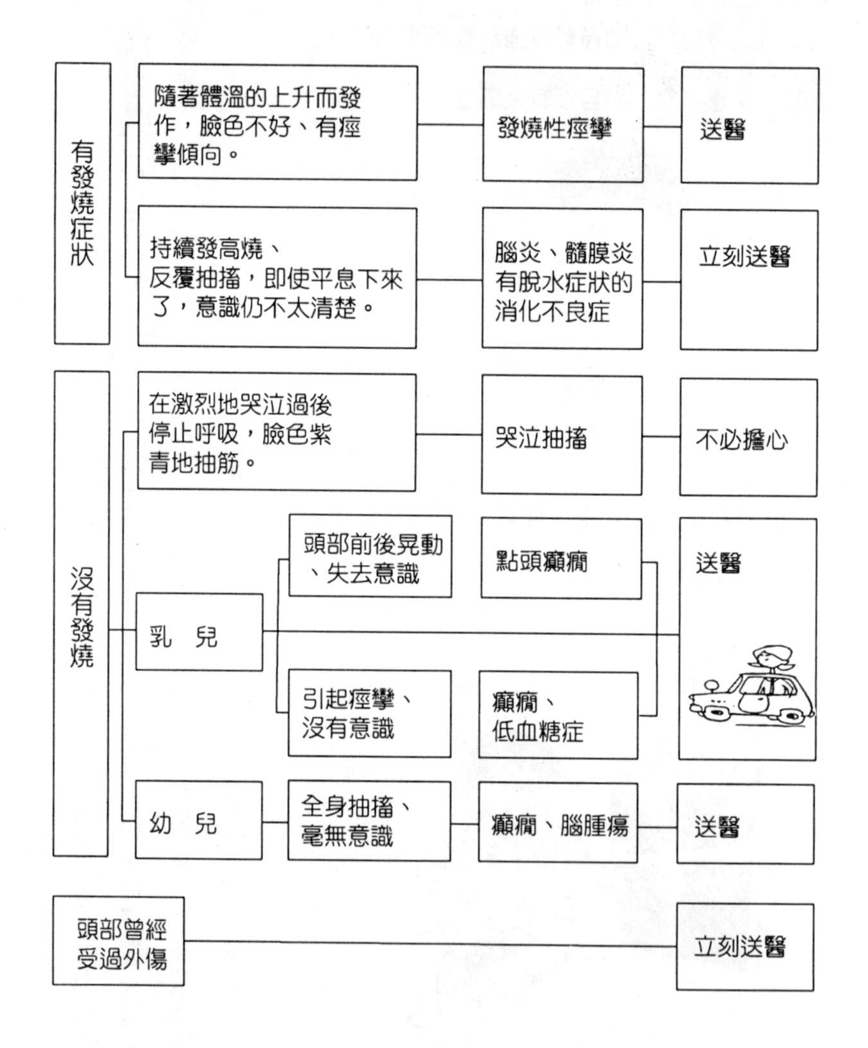

有發燒症狀
隨著體溫的上升而發作，臉色不好、有痙攣傾向。
發燒性痙攣
送醫
持續發高燒、反覆抽搐，即使平息下來了，意識仍不太清楚。
腦炎、髓膜炎
有脫水症狀的
消化不良症
立刻送醫
沒有發燒
在激烈地哭泣過後停止呼吸，臉色紫青地抽筋。
哭泣抽搐
不必擔心
乳　兒
頭部前後晃動、失去意識
點頭癲癇
送醫
引起痙攣、沒有意識
癲癇、
低血糖症
幼　兒
全身抽搐、毫無意識
癲癇、腦腫瘍
送醫
頭部曾經受過外傷
立刻送醫

大部分是不用擔心的發燒性痙攣

寶寶突然身體僵直、兩眼翻白、全身不停抽動，而且怎麼叫喚、搖動也沒有反應——初次遇到這種情況的母親，第一個念頭就是害怕失去了這個孩子，而慌慌張張地送往醫院。

引起痙攣的疾病有很多種，而發生在幼兒身上的，幾乎都是發燒性痙攣。這種症狀大都發生於出生至二～三歲的時期，發作時間短的只有一～二分鐘，最多不超過二十分鐘就可以平息下來。痙攣後即恢復意識，全身也恢復正常狀態。

因生病而體溫急速上升時，成人通常有打寒顫的情形，至於幼兒則出現痙攣現象。

雖然發燒是發病的原因，但是像突發性發疹、扁桃腺炎、痲

雖然很類似，卻不是真正的痙攣

發高燒的孩子偶爾會微微地抽動身體，這只是因為發燒而產生的敏感反應，和痙攣不一樣。

二～三歲的女孩經常會在摩擦雙腿之後，即臉色脹紅、兩腿緊繃，但通常是自慰所引起的反應。當然，孩子既沒發燒，而且也很健康。

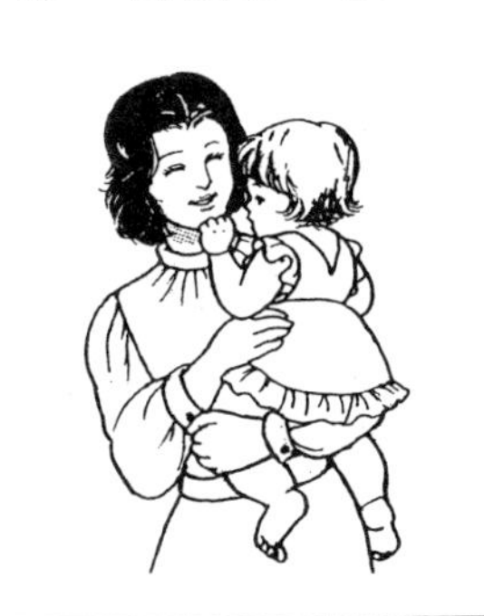

疹等會發高燒的疾病，都有可能誘發發燒性痙攣。其中最多的情況是，感冒或上呼吸道炎所引起的。大部分的小孩發生過一次痙攣便不再發生，但也有痙攣成習的孩子，只要一發燒就會全身抽動不止。這種情形會隨著成長而逐漸減少，通常到了上小學的年紀，幾乎都沒有了。

如果痙攣持續二十分鐘仍未平息；平息之後仍意識模糊；或是持續高燒並且在短時間之內有好幾次的痙攣現象時，應儘速送醫院接受檢查。

沒有發燒的痙攣現象可能是癲癇

在沒有發燒而出現痙攣的情況下，必須考慮是否為癲癇。平常活蹦亂跳的孩子突然意識模糊、反覆著抽搐動作，發作的時間不一，有的只有幾秒鐘就結束，也有經歷的時間很長，平息後又馬上陷入意識模糊的狀態，隨著癲癇的形態不一，而有不同的症狀。

癲癇這種疾病是因為大腦的某個特定部位發生異常的電擊興奮，所引起的痙攣或異常行為。因此，在完全正常的情況下有痙攣現象時，應送醫接受腦波檢查。

另外，反覆發燒性痙攣，持續二十分鐘以上意識模糊者當中，有極少數會發展為真正的癲癇，最好能找機會接受腦波檢查。通常癲癇的症狀為全身性的痙攣，但是，也有局部性或半身發作的情況，請務必送醫接受診察。

當媽媽放下小孩想出門買一下東西，或是孩子正在翻箱倒櫃而被制止時，很可能會因大聲哭叫過度而呼吸困難，導致臉色發青、全身抽搐。這種現象稱為哭泣抽搐或憤怒痙攣，通常周歲到三歲左右、有癲癇傾向的孩子比較容易出現這種情形，而且從雙親身上得到遺傳的因素比較多。

這種憤怒痙攣轉成癲癇或影響到腦部的機率很小，甚至連可能性都沒有，如果父母一味害怕孩子發作而順著他，問題可就大了。因此，雙親都有必要同心協力去正視孩子的教育問題，以矯正不良的應對態度。

緊急措施——有痙攣現象時

- 有沒有發燒在診斷上，是一項重大的關鍵，一定要先**量體溫**。
- 解開扣子、**鬆開衣服**。
- **把頭部墊高**，為避免嘔吐物堵住氣管，最好讓孩子側著頭睡。
- **保持身體溫暖**、頭部可以墊冰枕退燒。
- 挪開周圍的電爐、茶壺、水瓶等**危險物品**，以防止危險事故。

嘔吐時

嘔吐對幼兒而言是常有的症狀。此時要注意的是嘔吐的次數、孩子的情緒及是否有碰撞到頭部。

而且，孩子所嘔吐出來的東西也是關鍵所在。如果有任何可疑之處，要把嘔吐物拿到醫院檢查。

在這種情況下不必擔心

①嘔吐之後即恢復正常時。
②情緒良好，而且持續增重時。

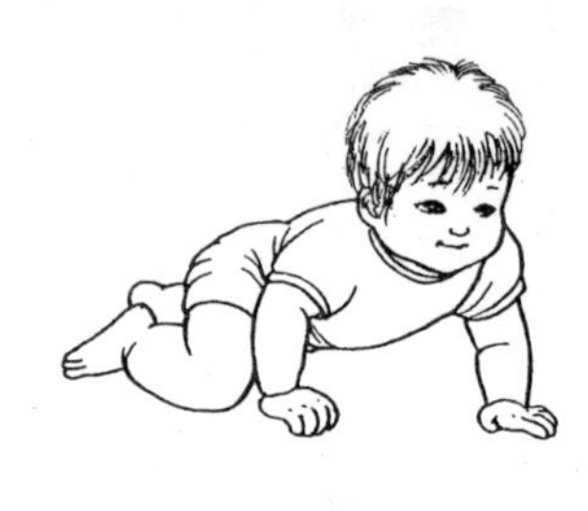

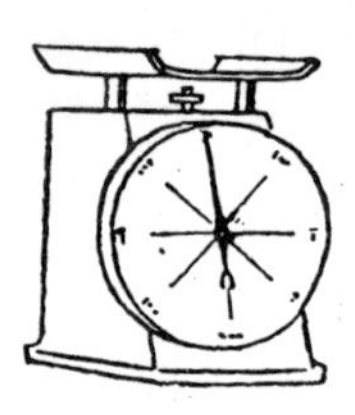

在這種情況下要迅速送醫求診

①臉色不好且有腹痛症狀，寶寶若哭得很厲害、嘔吐次數頻繁的話，則很可能是腸套疊症。
②嘔吐之後即無精打采、陷入昏睡狀態時，有時候是帶有脫水症狀的消化不良症。
③從口或鼻作噴瀉狀的嘔吐時，也有可能是幽門狹窄症。
④發燒且頭部左右搖動，顯出不情願的表情，也有中耳炎或髓膜炎的可能性。

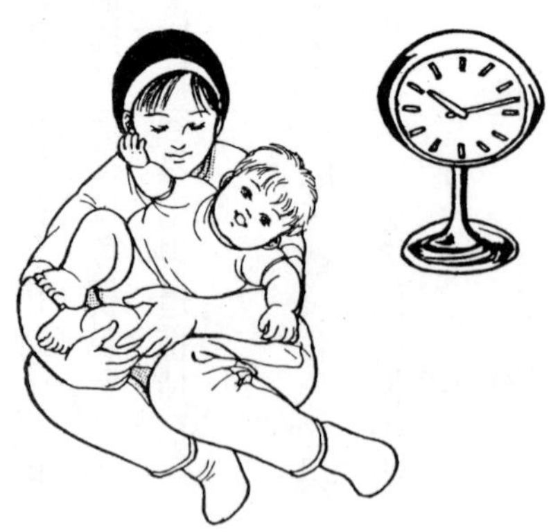

●嘔吐時

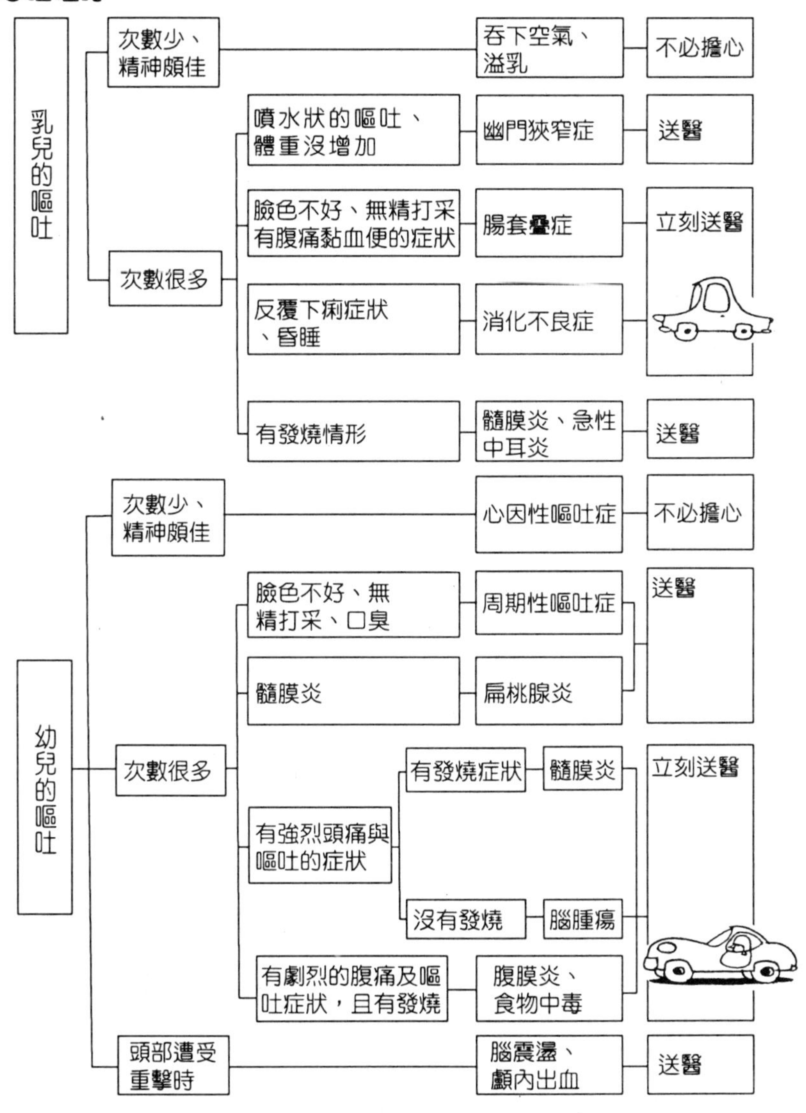
乳兒的嘔吐
次數少、精神頗佳
吞下空氣、溢乳
不必擔心
次數很多
噴水狀的嘔吐、體重沒增加
幽門狹窄症
送醫
臉色不好、無精打采有腹痛黏血便的症狀
腸套疊症
立刻送醫
反覆下痢症狀、昏睡
消化不良症
有發燒情形
髓膜炎、急性中耳炎
送醫
幼兒的嘔吐
次數少、精神頗佳
心因性嘔吐症
不必擔心
次數很多
臉色不好、無精打采、口臭
周期性嘔吐症
送醫
髓膜炎
扁桃腺炎
有強烈頭痛與嘔吐的症狀
有發燒症狀
髓膜炎
立刻送醫
沒有發燒
腦腫瘍
有劇烈的腹痛及嘔吐症狀，且有發燒
腹膜炎、食物中毒
頭部遭受重擊時
腦震盪、顱內出血
送醫

乳兒嘔吐

新生兒的胃袋呈立桶狀，所以在餵食過量的情況下，很容易在移動身體時，把吞嚥進去的東西再吐出來。

有時在餵過奶之後就馬上溢乳，有時若吞進大量空氣，也容易發生溢奶或打嗝現象。如果喝下去就立刻嘔吐的話，嘔吐物還是原本的母（牛）奶；若在胃內停留了一段時間，所吐出來的是凝結而且帶有酸臭味的奶。

有些幼兒到了三個月大仍持續這種嘔吐情形，如果沒有發燒、健康狀況良好，而且順利地成長的話，只是暫時性的生理性嘔吐而已，不用擔心。在哺餵過母乳之後，不要馬上讓孩子躺下，先讓他打嗝把空氣吐出來。通常這種習慣性的嘔吐，過了三個月左右即自然地平復。

出生二～三週以後的嬰兒若在喝奶時、或是喝完奶不久，像噴瀉一樣地從口或鼻部大量吐奶，並且有持續狀況時，很可能是肥厚性幽門狹窄症。若長期持續這種症狀，會使體重減輕。所謂的肥厚性幽門狹窄症，是指從胃到十二指腸的幽門部肌肉變厚，使得胃內變得狹窄，導致食物無法通過十二指腸所形成狹窄狀態的疾病。

雖說沒有慌張的必要，還是儘早送醫求診。

在乳兒的嘔吐疾病當中，對生命威脅最大的就是腸套疊症。當孩子嘔吐次數頻繁、一喝奶就馬上吐出來，而且臉色難看、發作時會大聲哭叫，很可能是罹患了腸套疊症，應快速送去看醫生。

另外，有上吐下瀉的情形，多半為乳兒下痢症（消化不良症），這種疾病很容易造成脫水症，所以，當寶寶有嚴重的下痢或嘔吐現象時，應儘快送醫院求診。如果同時有發燒和嘔吐的症狀，而且搖頭表示不滿時，也有可能是患了髓膜炎或中耳炎。還有，由於感冒咳嗽所引發的嘔吐症狀也不是頂稀奇的事。

幼兒嘔吐

感冒咳嗽，或是嬰幼兒因扁桃腺炎和咽喉炎等症狀刺激到喉嚨，都有可能導致幼兒的嘔吐症狀。此時問題在於其病源，不必擔心孩子嘔吐的症狀。

心因性嘔吐常發生在有神經質的小孩身上，只要稍微一點的小事，就會馬上嘔吐。例如，食慾不振的孩子被媽媽逼著進食時，可能只要看到飯菜就會反胃。這種情況只是教育上的問題，和嘔吐本身無關。至於二～六歲比較神經質的幼兒，最常見的嘔吐症狀為周期性嘔吐症（自家中毒症）。如果孩子突然持續著嘔吐，嘔吐物像咖啡渣一般時，很可能是患了這種疾病。當嘔吐情況嚴重時，最好送去看醫生。有時候這種嘔吐症狀也會伴隨著強烈的腹痛而來。

進入這一階段的幼兒很少有分秒必爭的緊急狀況，倒是有必要去注意它所帶來的併發症。其他有嚴重性的疾病當中，有嘔吐症狀的有髓膜炎、腦腫瘍、腹膜炎、食物中毒等。另外，頭部遭到重擊所引起的嘔吐很可能導致顱內出血，應儘速送往專科醫院求診。

緊急措施——嘔吐時

- 乳兒經常在嘔吐的同時，也吐出大量的空氣。所以在**授乳之後，一定要讓寶寶打嗝**。讓孩子趴在母親的肩上，然後輕拍他的背部，就可以順利地吐出肚子裡的空氣。
- 為了防止脫水症狀，要**給孩子補充足量的水分**。當孩子的嘔吐症狀稍微平息下來時，先給他喝冷開水看看。
- 為了防止嘔吐物流入氣管，要讓孩子**側著頭睡覺**。
- 當口中有嘔吐物殘留時，其味道會誘發下一次的嘔吐。因此要把孩子的嘴巴擂**乾淨**。若是稍微大一些的幼童，可以讓他漱口。
- 如果有任何可疑之處，要把**嘔吐物一併帶去給醫生**。

下痢時

乳兒的糞便鬆軟是很正常的事。有些孩子的排便次數多，但也有排便次數少的孩子。另外，在先天體質上，也有易患下痢的孩子。而判斷是否為生理上的疾病或令人擔憂的疾病之關鍵，在於寶寶情緒的好壞。

在這種情下不必擔心

①大便鬆軟，但食慾正常、情緒良好時。
②雖然經常下痢，體重卻順利增加時。

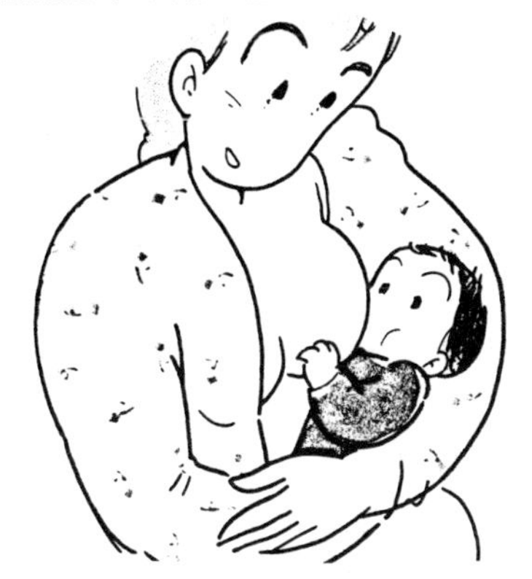

在這種情況下要迅速送醫求診

①嚴重的下痢引起脫水症狀，導致無精打采、昏睡時。
②便中摻雜著血液（膿汁、黏液）、或有腐臭的味道時。

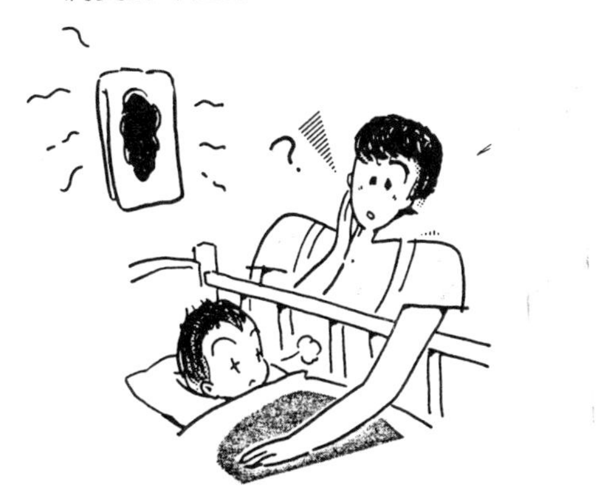

●下痢時

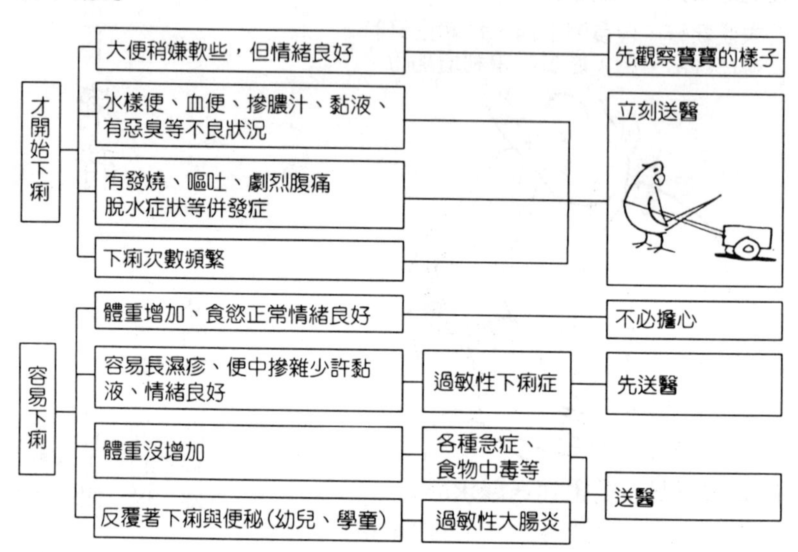
才開始下痢
大便稍嫌軟些，但情緒良好
先觀察寶寶的樣子
水樣便、血便、摻膿汁、黏液、有惡臭等不良狀況
有發燒、嘔吐、劇烈腹痛脫水症狀等併發症
下痢次數頻繁
立刻送醫
容易下痢
體重增加、食慾正常情緒良好
不必擔心
容易長濕疹、便中摻雜少許黏液、情緒良好
過敏性下痢症
先送醫
體重沒增加
各種急症、食物中毒等
反覆著下痢與便秘(幼兒、學童)
過敏性大腸炎
送醫

●血便中

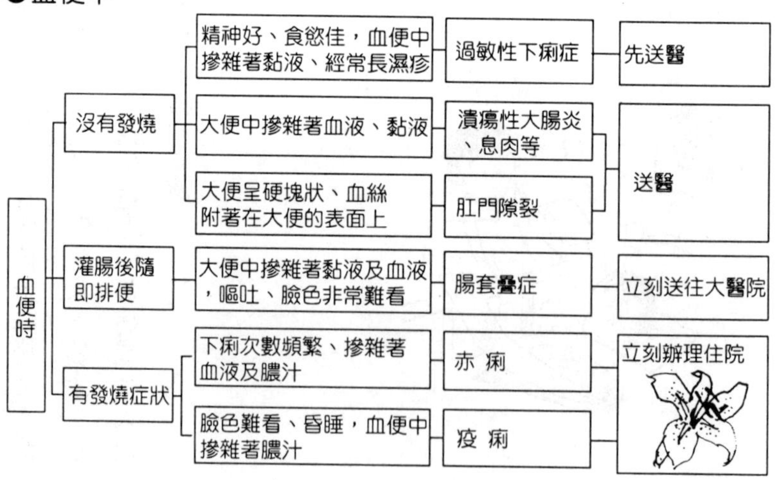
血便時
沒有發燒
精神好、食慾佳，血便中摻雜著黏液、經常長濕疹
過敏性下痢症
先送醫
大便中摻雜著血液、黏液
潰瘍性大腸炎、息肉等
大便呈硬塊狀、血絲附著在大便的表面上
肛門隙裂
送醫
灌腸後隨即排便
大便中摻雜著黏液及血液，嘔吐、臉色非常難看
腸套疊症
立刻送往大醫院
有發燒症狀
下痢次數頻繁、摻雜著血液及膿汁
赤 痢
臉色難看、昏睡，血便中摻雜著膿汁
疫 痢
立刻辦理住院

排便也有孩子的個性

有些母親看見寶寶的大便鬆軟，就擔心不已。可是，乳兒排便次數多、大便鬆軟是稀鬆平常的事，尤其是哺餵母奶的孩子，其糞便普遍是軟綿綿的。每當在為寶寶換尿布時，附著在尿布上的糞便，總是呈現著黃色且富有水分的狀態。而且，在仔細觀察之下，其中摻雜著白色的顆粒狀物體及透明的黏液狀物，絕不是乍看之下的均勻糞便。有時候也會呈現出綠色的反應。

排便的次數也因幼兒的體質、個性而異，有的孩子一天要上十幾次，也有一天只上一次的孩子。即使是糞便，也有它的個性，決不可因為大便鬆軟、排便次數頻繁或狀態稍微反常，就斷定孩子是生病了。如果寶寶的心情愉快、食慾良好，而且有體重順利增加的趨勢，就沒有必要擔心。

簡單地說，說到下痢這種疾病，體質上的要素也占了相當的成分。不論是易患下痢的孩子也好、偶爾下痢的孩子也好，其疾病的性質及處理的方式都不一樣。

如果經常下痢的孩子情緒良好、食慾穩定，而且順利增加體重，那麼下痢只是孩子體質上的因素，不用擔心。若孩子長了濕疹、大便黏瘩瘩的，多半為過敏性下痢。這經常是由食物或藥物引起的，且大便中摻雜著黏液，但不必操心。

另外，在幼兒或學童反覆下痢及便秘、喊著肚子痛的情況下，很有可能是過敏性大腸炎。這並不是大腸發炎所造成的，而是心理原因或壓力導致腸過敏的症狀。通常多出現在神經質的孩子身上，不必太擔心它。

引起下痢的疾病

在稍早以前，一說到引起下痢的疾病，以赤痢、疫痢、大腸炎、食物中毒等細菌感染的疾病為主流。這些疾病在衛生醫療完善的現今社會裡，已經很少見了，取而代之的是濾過性病毒所誘發的下痢。雖說如此，一到了夏天，還是看得到由赤痢菌與病原大腸菌所引起的下痢、沙門桿菌、葡萄球菌所引起的食物中毒等。

從六月到九月患有下痢的小孩，如果有發燒、排便前會腹痛，沒有精神的現象時，大概就是罹患了這類的疾病，最好帶去看醫生。如果恰好附近正流行赤痢、或是媽媽在二～三天以前有下痢的症狀，可能性就更高了。尤其是大便中慘雜著血或膿時，更應該儘速送醫求診。此時，媽媽要確實做到在上過大號之後、煮菜之前用肥皂洗淨雙手，並且要仔細地為奶瓶或乳頭作好消毒工作。

現在只要提及嬰幼兒的下痢症狀，最具代表性的就是發生在冬天的白色便性消化不良症。這種疾病經常發生在斷奶期的幼兒身上，其特徵是突發性的、有上吐下瀉的情形，而且大便呈白色的水樣狀態。如果情況嚴重而且次數多，會導致脫水症狀與消化不良。

除此之外，引起下痢的疾病很多，而在診斷上有重要性的關鍵是排便的次數、有無併發症、是水樣便狀或是摻雜著血或膿及黏液的糞便，還有大便的嗅覺味道。如果有任何覺得不妥之處，請務必一起帶著沾有糞便的尿布去看醫生。

要注意可怕的脫水症

嬰兒或幼兒有嚴重下痢或嘔吐、發燒症狀時，首先要注意的就是脫水症狀。當孩子因嘔吐、下痢、發高燒而急速耗損體內的必須水分時，若不即時補充水分，會導致脫水症。

脫水症的症狀在初期時有嘴唇乾燥、排尿量與次數遞減的現象。然後是口乾舌燥、完全排不出尿液。如果已經到了這情況，就表示已相當嚴重了。此時，寶寶整天昏昏沉沉的，即使哭得很凶也擠不出一滴眼淚。如果再惡化下去，會併發抽筋和休克症狀而進入昏睡狀態，最壞的情況甚至會導致丟掉小命的悲劇。

如果小孩的脫水症未見好轉，除了住院打點滴以外，別無他法。但是，最好趁事態還沒那麼嚴重以前，儘早補充孩子身上不足的水分。

有些母親在餵寶寶喝過水後，看見仍有下痢的情形就誤認為病情加重，而抑制水分的供給，這樣反而造成脫水症的幫兇。所以，不管是冷開水或茶，儘管讓寶寶攝取充足的水分；蘋果汁除了有整腸作用外，也是頗具營養價值的水分。但具有輕瀉作用的柑橘類果汁反而會使下痢的情況惡化，要避免讓孩子攝取。

緊急措施——下痢時

- 為了避免引起脫水症狀，要餵寶寶喝冷開水、茶等**水分充足**的飲料。蘋果汁當然沒有問題，但柳橙汁反而會使下痢更嚴重，最好不要餵食。
- **要仔細地觀察大便的狀態**。看看大便中是否摻雜著血或膿及黏液、其嗅覺味道如何。
- 如果有任何的疑慮，請**一併帶著沾有糞便的尿布去醫院接受診察**。
- 下痢時很容易引起肛門糜爛，要**把寶寶的小屁股清理乾淨**。每次排便時，不要忘了用溫水清洗寶寶的小屁股，以熱毛巾輕輕地擦拭乾淨。

肚子痛

一般而言，幼兒的腹痛症狀既複雜而且難以判斷。我們首先要做的是觀察其全身的狀況。

其中也有因心理因素所造成的腹痛，而制止或造成孩子這種心因性腹痛的人，都是媽媽。

在這種情況下不必擔心

①三個月大小的嬰兒在臉色正常的情況下，若灌腸、排便之後立即恢復正常，多半是三月疝痛症。

②撒嬌或不想上學時，也會以「肚子痛痛」作為理由。

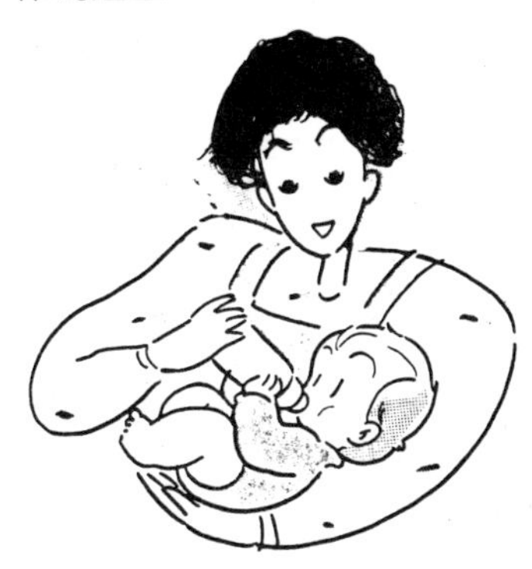

在這種情況下要迅速送醫求診

①臉色不好、非常痛苦時。

②大便中摻雜著血液時。

③除了有嚴重的嘔吐之外，還有間接性的激烈哭叫聲時，很可能是腸套疊症。

④有發燒症狀，若輕壓右下腹部的劇烈疼痛反應時，有可能是盲腸炎。

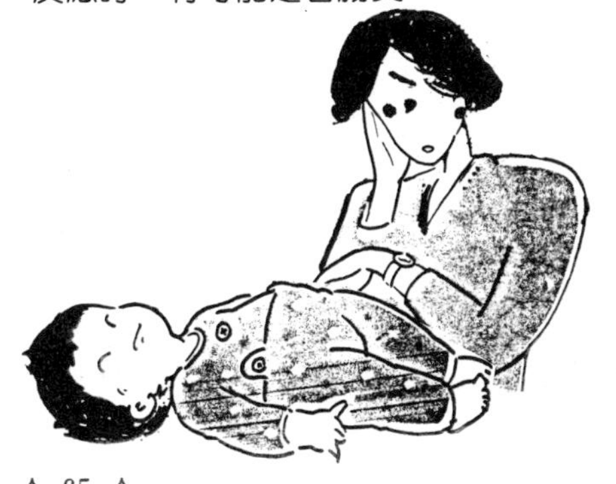

●肚子痛

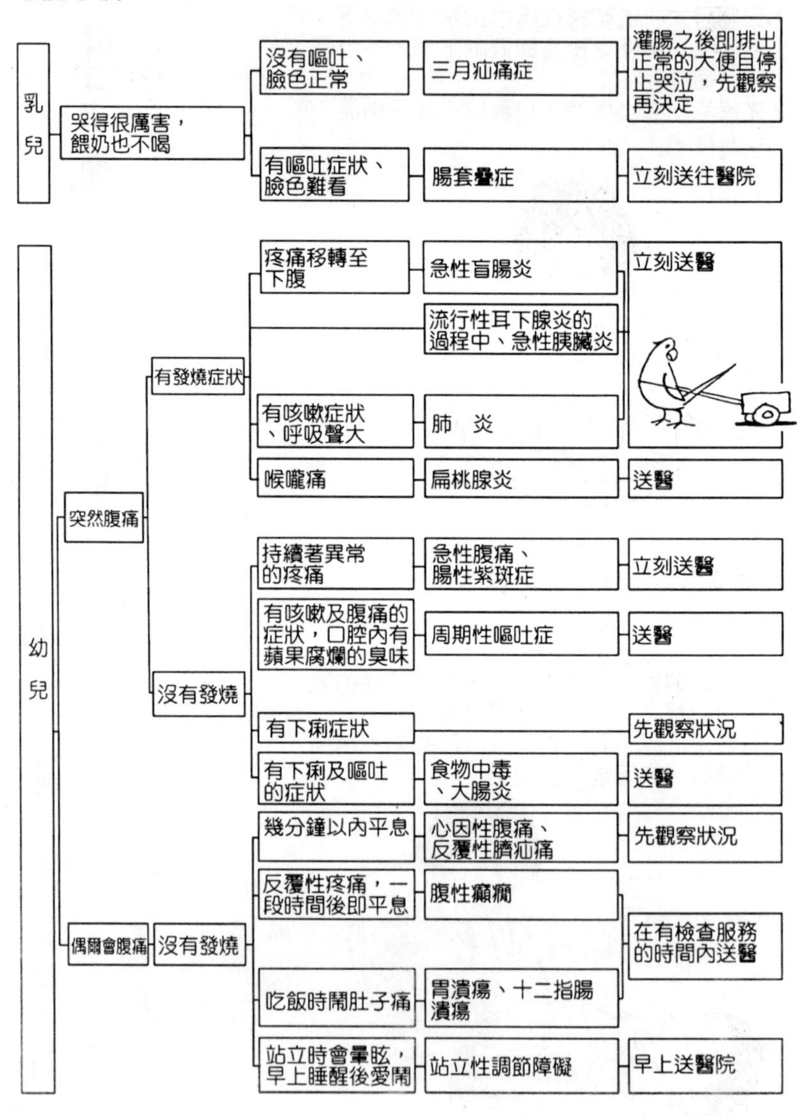
乳兒
哭得很厲害，餵奶也不喝
沒有嘔吐、臉色正常
三月疝痛症
灌腸之後即排出正常的大便且停止哭泣，先觀察再決定
有嘔吐症狀、臉色難看
腸套疊症
立刻送往醫院
幼兒
突然腹痛
有發燒症狀
疼痛移轉至下腹
急性盲腸炎
流行性耳下腺炎的過程中、急性胰臟炎
有咳嗽症狀、呼吸聲大
肺　炎
立刻送醫
喉嚨痛
扁桃腺炎
送醫
沒有發燒
持續著異常的疼痛
急性腹痛、腸性紫斑症
立刻送醫
有咳嗽及腹痛的症狀，口腔內有蘋果腐爛的臭味
周期性嘔吐症
送醫
有下痢症狀
先觀察狀況
有下痢及嘔吐的症狀
食物中毒、大腸炎
送醫
偶爾會腹痛
沒有發燒
幾分鐘以內平息
心因性腹痛、反覆性臍疝痛
先觀察狀況
反覆性疼痛，一段時間後即平息
腹性癲癇
吃飯時鬧肚子痛
胃潰瘍、十二指腸潰瘍
在有檢查服務的時間內送醫
站立時會暈眩，早上睡醒後愛鬧
站立性調節障礙
早上送醫院

注意孩子表達肚子痛的哭泣方式

小娃娃無法以語言表達疼痛、發癢或痛苦的感受，因此，以磨人的哭泣方式來發洩。所以，媽媽必須培養出察言觀色的本事。

感覺上，寶寶的哭泣聲和以往尿布髒了、肚子餓了、想睡時的哭聲不太一樣，好像哪邊會痛的樣子。

此時，可以先把衣物去除，仔細檢查看看；如果沒有傷口、發炎的地方，就摸摸看耳朵。如果孩子沒有厭惡的反應，就餵他喝奶看看，可是小娃兒就是不喝。如果在孩子把雙腿縮到肚子上哭叫，而母親蓄意去拉直，就哭叫得更慘的情況下，可以斷定寶寶是肚子痛了。

至於有些許語言能力的幼兒，雖說他會表達腹痛的說法，可以讓父母及早知道腹部的異常症狀。可是未滿四歲的孩子，在拍著肚子喊痛時，並不一定是指肚子在痛。他很可能把頭痛、胸痛、喉嚨痛等症狀都當作是肚子痛，所以，父母有必要去注意這一點。等孩子稍微大一點時，也會出現以肚子痛向母親撒嬌或做為不願上幼稚園的藉口的情形。

令人操心的腹痛與不用擔心的腹痛

當孩子有腹痛的情況時，母親首先必須觀察孩子的狀況，檢查看看是否還有其他的症狀。因為其中也有像腸套疊症或急性腹痛（急性盲腸炎、腹膜炎、胰臟炎等）那樣，不立即處理就會發生危險的急症。

為了判斷是否為有緊急性的疾病，可遵循下列幾點：

①有沒有發燒？

②是否有嘔吐？

③是否為痙攣性的劇痛？

④臉色如何？

⑤除此之外，全身上下有無任何異狀？

如果有發燒或嘔吐現象、臉色難看且呈現痛苦等狀態時，就必須馬上送醫院求診。除了腹痛，若身上沒有任何異狀，通常都沒什麼緊急性。

三個月大的嬰孩在突然哭叫、不喝奶的情況下，如果沒有嘔吐或下痢症狀、臉色也不錯的話，多半為三月疝痛。如果在為寶寶灌腸後能排氣、排便，就是先前所猜測的情況一樣，不必擔心。

三歲以上的學齡前幼童，在臍部一帶有強烈的疼痛感，卻沒有嘔吐或下痢的情形，而且發作時間為四～五分鐘的反覆性周期時，稱為反覆性臍疝痛；至於因為單純的便秘所引起的腹痛，大都只要施以灌腸就能解決問題。

在小兒科的疾病當中，最急迫的就是腸套疊症。其主要的症狀為間歇性的腹痛發作伴隨著嘔吐而來，幼兒也因此而哭鬧不已。這是身為人母者必須知道的重要疾病。

其他患有周期性嘔吐症（自家中毒症）的孩子，也會在發作的時候喊肚子痛。

如果沒有發燒也會有劇烈的腹痛，而且有反覆發作的情形時，很有可能是腹性癲癇，有必要接受腦波檢查。

當幼兒有發高燒、因劇烈疼痛而表現痛苦、嚴重的下痢及發燒症狀，或是同時有血便及發燒情形時，應儘快送去給醫生檢查。最近，也經常在幼兒身上發現盲腸炎的病例，其病情的發展比成人還快，所以，當孩子有發燒的情形時，不要胡亂地幫他灌腸，如果因此而使闌尾破裂，就大事不妙了。

另外，在夏天要特別注意食物中毒。

血管性紫斑病在最近也有增加的趨勢，發作時有強烈的腹痛及黑便的情形。如果注意看孩子的下肢有一塊塊的紫斑的話，就有可能是患了這種疾病。

緊急措施——當孩子肚子痛時

- 當幼兒把雙腿縮至腹部大聲哭叫，如果母親試著去拉直而使他哭叫得更慘的話，就是腹痛的表現。
- 摸摸看到底是肚子的哪個部位疼痛。
- **觀察寶寶的排便情形**，看看是否摻雜著血或膿。
- 如果腹痛不止的話，施以**灌腸**再看情況。但如果有發燒的話，還是不作的好。

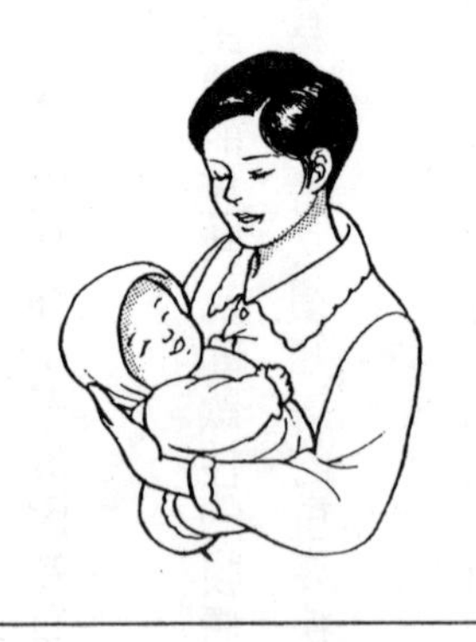

長疹子時

會長疹子的疾病有很多，有的也是因為體質的關係，實在是複雜難辨。如果以外行人的判斷而亂服藥物，反而更容易使事態嚴重化。因此，母親若能注意發疹的方式及觀察其他的症狀，都有助於醫師的診斷。

在這種情況下不必擔心

①雖然有發燒及長疹子，卻很有精神，情緒良好時。
②以透明玻璃板壓住發疹的部位，如果顏色因此而消失，只是一般的紅斑，不必擔心。

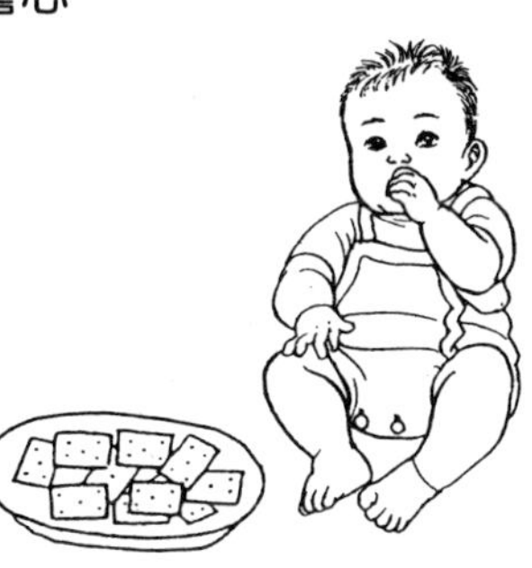

在這種情況下要迅速送醫求診

①以透明玻璃板壓住發疹的部位，卻仍未消失時，則有敗血症、白血病、紫斑症等疾病的可能性。
②發高燒、無精打采且咳得很厲害時，或許是因此而引起的併發症。
③發高燒、眼睛充血、發疹。除此之外，頸部的淋巴腺若腫大的話，也有川崎病的可能性。

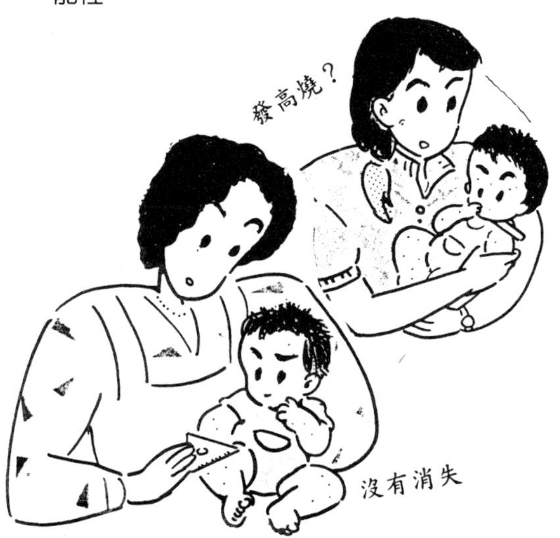

●長疹子時

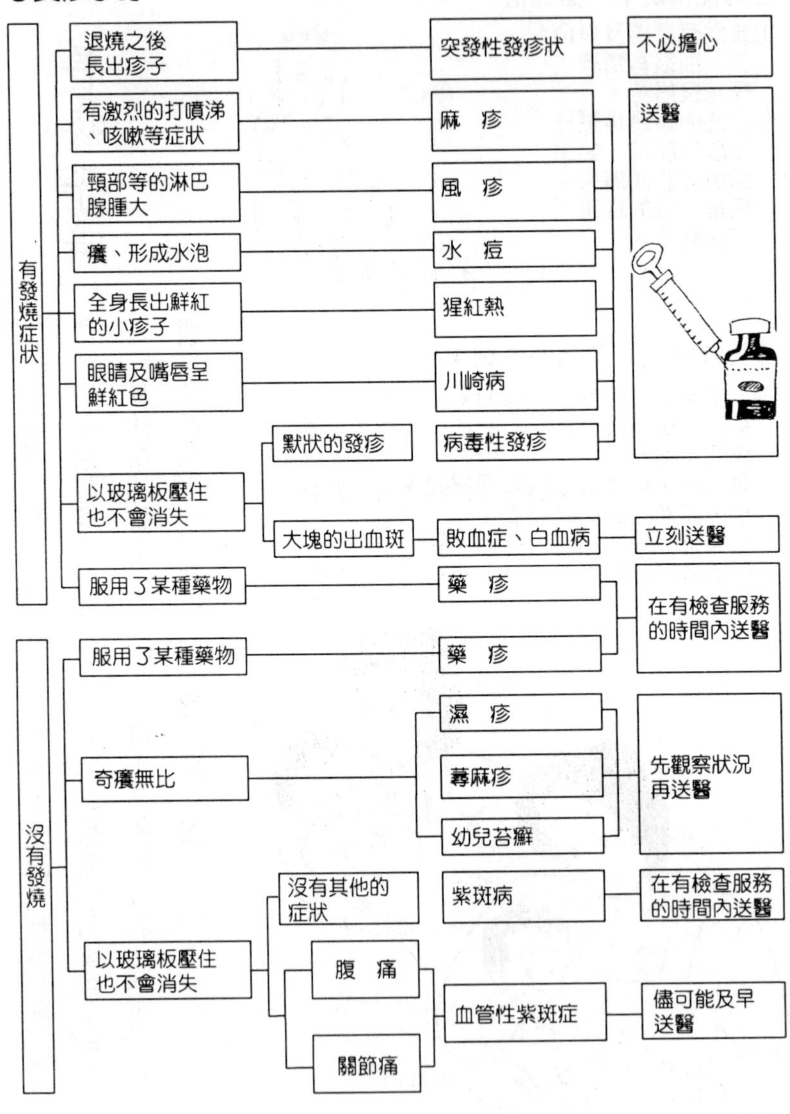
有發燒症狀
退燒之後長出疹子
突發性發疹狀
不必擔心
有激烈的打噴涕、咳嗽等症狀
麻　疹
送醫
頸部等的淋巴腺腫大
風　疹
癢、形成水泡
水　痘
全身長出鮮紅的小疹子
猩紅熱
眼睛及嘴唇呈鮮紅色
川崎病
默狀的發疹
病毒性發疹
以玻璃板壓住也不會消失
大塊的出血斑
敗血症、白血病
立刻送醫
服用了某種藥物
藥　疹
在有檢查服務的時間內送醫
沒有發燒
服用了某種藥物
藥　疹
濕　疹
奇癢無比
蕁麻疹
先觀察狀況再送醫
幼兒苔癬
沒有其他的症狀
紫斑病
在有檢查服務的時間內送醫
以玻璃板壓住也不會消失
腹　痛
關節痛
血管性紫斑症
儘可能及早送醫

寶寶與發疹

自嬰兒呱呱墜地以來，就得接受周遭環境中所施加的新刺激，並從其中找出生存的方式。他必須曝於空氣當中、包裹在衣服及尿布裡，並且攝取營養的乳汁。不久，受了蚊蟲叮咬而讓病原體上身。於是，發生了很多的問題，那就是顯現在皮膚上的疹子。其性質有尿布疹、痱子、蝨子或蚊蟲造成的嬰兒苔癬、飲食所造成的過敏性濕疹，因細菌或病毒侵入所帶來的痲疹或水痘……等等。

說到幼兒長疹子，有的只是單純發疹而無併發症的皮膚疾病，也有的是某種疾病的症狀之一，若為後者，通常都有發燒之類的症狀。

只是長疹子而沒有其他併發症的有濕疹、幼兒苔癬、尿布疹、痱子等。

有發燒症狀的發疹幾乎是細菌或病毒的感染症，包括突發性發疹症、水痘症、痲疹、風疹、猩紅熱、夏季感冒、川崎病、傳染性紅斑等。

發疹的判斷重點

風疹和水痘症幾乎在同時出現發燒和長疹子的情形（風疹有時不會發燒）；而發燒過了二～三天以後才長疹子的有痲疹、川崎病和夏季感冒（手、腳、口病）。

至於麻疹的情況就比較特殊，它是先發燒、再退燒，在下次發燒的同時，也一起長出疹子。而突發性發疹症是在退燒之後才發疹的。

由此可知，注意發疹和發燒的產生順序，也是分辨疾病的重點之一。

另外，疹子的形狀和發疹的地位，也因疾病的不同而有相異的變化。突發性發疹症會在背部長出比粟粒稍大、平坦的紅疹子；麻疹、風疹及猩紅熱全身都有紅疹子。水痘症的情況是軀幹及頭部有水泡的分布；至於手、腳、口病，就在手掌、腳底及口腔內長出水泡。傳染性紅斑會在兩頰出現紅斑，有時也會蔓延至臀部、上肢及大腿部位；至於川崎病，會在身體及手腳部位長出不規則狀的斑疹。

為了方便檢查出疹子的性質，可以用透明的玻璃或塑膠板壓看患部。如果疹子因此而看不見，那只是單純的紅斑，無需大驚小怪。可是，當疹子的顏色仍然看得見，很可能是由敗血症或白血病等重大疾病導致的出血斑，或是由血管性紫斑病所引起的紫斑，應即刻送醫院接受診察。

發疹症都有其一定的性質及表現方式，但發疹的原因未必只有一種，有時是由各種因素集體造成的，更甚者和體質也有關聯性。因此，僅藉著這些常識仍無法正確地判斷出疾病，最好能撥個電話詢問一下您的家庭醫生。

為了判斷有發燒和長疹子的疾病是否有急迫性，完全在於全身狀態的良好與否。

例如，全身懶洋洋地，並且有嚴重的發燒和咳嗽，則很可能是肺炎之類的併發症。應儘快送去看醫生。如果持續高燒四～五天不下時，也有川崎病的可能性。患了川崎病後，會有口腔黏膜發疹、眼球結膜充血的症狀，有時也會侵襲到心臟，有住院接受治療的必要。

最近，因內服藥過敏而長出藥疹的孩子，有增加的趨勢。這也是因為患者本身的體質關係，但若是藥物有誘發長疹子的嫌疑時，最好從下一次起就避免服用該藥品。如果在服藥之後就長疹子，應立刻停止服用，及早送去看醫生。不管該藥物是從藥局買回家或是醫生開的處方，最好一併帶著去看醫生。

緊急措施——長疹子時

●有沒有發燒是判斷發疹的疾病之重點，所以要先**量體溫**。

●**要做好清潔皮膚的工作**。如果沒有發燒或咳嗽等併發症狀，儘可能多讓孩子洗澡，以徹底清潔。至於沐浴用品，要選擇刺激性少的物品。

●長水痘或濕疹會使幼兒癢得用手去抓患部，為了避免抓破造成傷口，要**經常為寶寶剪指甲**。特別是在孩子不排斥的情況下，可以為他戴上無指手套。另外，也可以遵照醫生的指示去使用止癢的藥劑。

●為了轉移孩子抓癢的習慣，媽媽要儘量在白天陪他玩耍。

咳嗽時

母親看見自己的小寶貝咳嗽，總是會於心不忍，因此，就有比較神經質的媽媽一發現孩子有輕微的咳嗽，就抱著去看醫生。結果，在候診室被一大堆病毒感染，反而使病情更嚴重。所以，先把心定下來，再觀察孩子的全身狀況，看看咳嗽的性質及是否有併發症。

在這種情況下不必擔心

①清晨的咳嗽是因為體質的問題。
②有發燒及咳嗽症狀，但是臉色正常、精神狀況佳時，大部分是感冒和扁桃腺炎的情況。

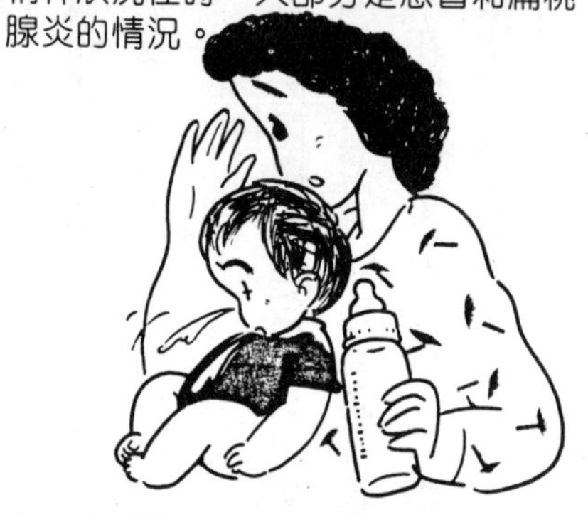

在這種情況下要迅速送醫求診

①突然有嚴重的咳嗽現象，而且開始沙沙的痛苦呼吸聲時，有可能是氣管內誤入異物。
②有發燒及咳嗽症狀、臉色難看，像喘氣般的痛苦地呼吸時，可能是肺炎或微支氣管炎。

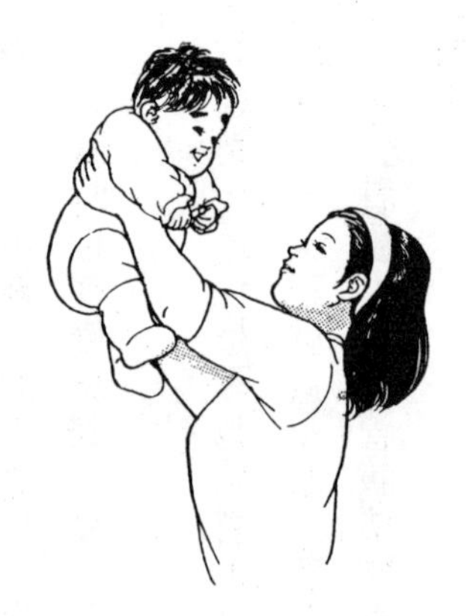

●咳嗽

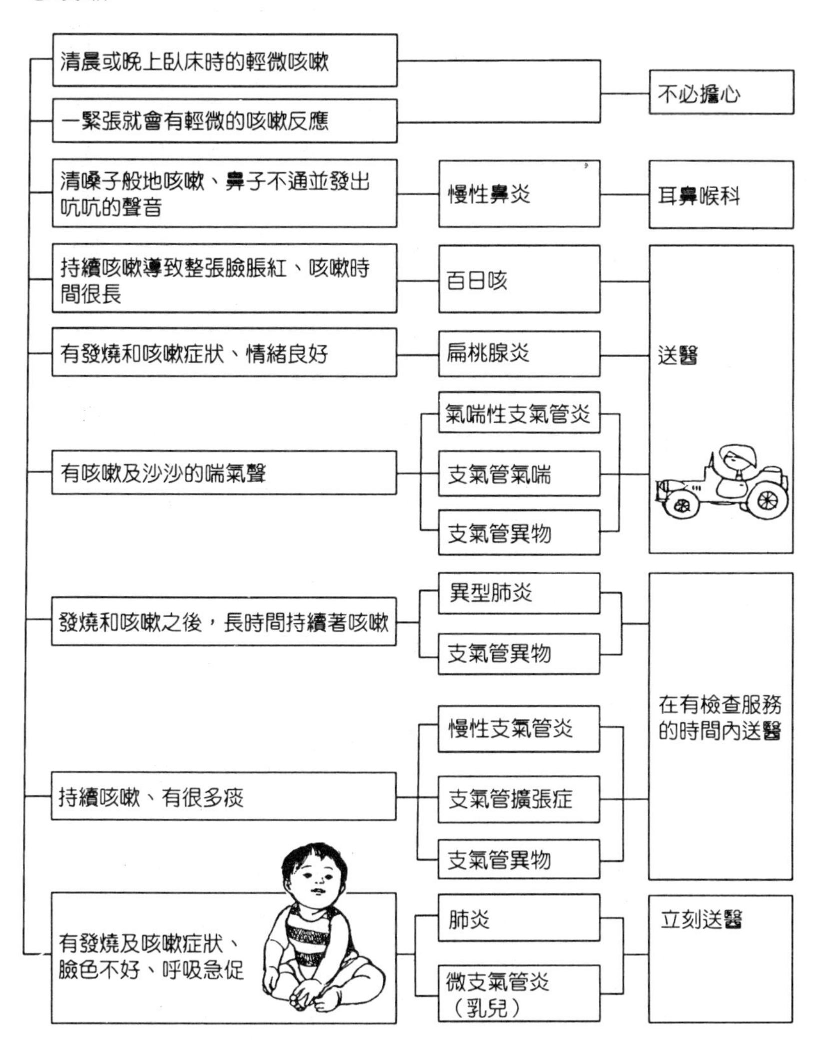

清晨或晚上臥床時的輕微咳嗽
一緊張就會有輕微的咳嗽反應
不必擔心
清嗓子般地咳嗽、鼻子不通並發出吭吭的聲音
慢性鼻炎
耳鼻喉科
持續咳嗽導致整張臉脹紅、咳嗽時間很長
百日咳
有發燒和咳嗽症狀、情緒良好
扁桃腺炎
送醫
有咳嗽及沙沙的喘氣聲
氣喘性支氣管炎
支氣管氣喘
支氣管異物
發燒和咳嗽之後，長時間持續著咳嗽
異型肺炎
支氣管異物
在有檢查服務的時間內送醫
持續咳嗽、有很多痰
慢性支氣管炎
支氣管擴張症
支氣管異物
有發燒及咳嗽症狀、臉色不好、呼吸急促
肺炎
微支氣管炎（乳兒）
立刻送醫

有的孩子天生就容易咳嗽

咳嗽是因喉嚨或氣管受到刺激所產生的反應。一般而言，當氣管內有異物、被感染時，黏膜組織會分泌出大量的滲出液，而產生刺激、引發咳嗽。總之，咳嗽是為了要排出異物所產生的生理反應。可是，咳嗽本身會令患者不愉快，而且還會擾亂安靜、妨礙睡眠。因此，並不能夠自己判斷是否等咳嗽平息了就沒事了，還是得遵照醫生的指示。

事實上，幼兒即使不生病也會經常咳嗽。這是因為氣管對氣溫變化敏感，而容易在其中滯留分泌物的緣故。在這類的孩子當中，又有本身就特別容易堆積分泌物於氣管中的孩子。因此，一大早就發出咳嗽聲的孩子，只是想藉著這個動作來排除睡覺時積在氣管裡的分泌物而已。

像這樣的孩子只要氣溫一下降就發出喘鳴聲，即使感冒痊癒了也會持續咳嗽一陣子。就好比有鼻涕較多的孩子和鼻涕較少的孩子一樣，情況因個人體質而異。只要寶寶的情緒良好、食慾正常，並且順利地增加體重，就不必擔心了。

令人擔心的咳嗽、不必擔心的咳嗽

在處理孩子的咳嗽症狀方面，最重要的就是要先分辨咳嗽的產生方式與性質，其重點如下：什麼時候引發咳嗽、咳嗽的情況如何。

例如，有滲出性體質的孩子，在早晨經常有咳嗽的情形，有時候會持續二～三分鐘；至於夜間咳嗽的情況，多屬於過敏性咳嗽，只要沒有沙沙的喘鳴聲，就不必擔心。另外，有時候也會因為感冒的緣故，在晚上睡覺時，發作咳嗽的症狀。如果哪一天，家中的小寶寶突然咳嗽不止，並且有沙沙的喘鳴聲時，很可能是因支氣管內有異物所引發的症狀。至於小兒容易誤吞的物品有花生、鉛筆套、藥丸或鈕扣、硬幣、糖球等，如果孩子有上述的症狀時，應儘快找出異物所在，並遵照緊急措施取出來。如果不慎將花生、糖球等吞入氣道內而父母沒有發覺，會導致支氣管炎，且併發肺炎等惡劣的結果。由於幼兒有隨手把抓握住的東西送進嘴裡的習慣，必須留意他的一舉一動。

長時間持續咳嗽的疾病有百日咳及病毒或黴漿菌屬感染所引起的原發性異型肺炎，這些疾病的咳嗽症狀可以持續好幾個星期；如果沒有發燒症狀，卻咳嗽不止，且有大量的痰分泌時，很可能是慢性支氣管炎或是支氣管擴張症。

另外，有結核病的患者也會長時間持續咳嗽。特別是在家人當中有結核病的患者，小寶寶又沒有接種ＢＣＧ疫苗的情況下，有必要接受檢查。

咳嗽可分為兩種，一種是沒有痰的咳嗽，另一種是有痰的咳嗽。前者又稱為乾咳，後者稱為濕咳。有時候也會發出沙沙的喘鳴聲或從鼻部發出咕嚕嚕的聲音。

在乾咳的情況下，大部分為感冒或扁桃腺等上呼吸道發炎所引起的症狀，通常患者會喉嚨痛，而且會流鼻水。乾咳不止會導致氣管黏膜受傷，所以，有經常使用止咳藥以鎮住咳嗽的情況。至於急性喉嚨炎，有時候會併發氣管炎、支氣管炎，而導致聲音沙啞。如果情況更嚴重，會有呼吸困難、犬吠般的咳嗽等症狀。

在濕咳的情況下，多半因支氣管炎使氣道分泌大量黏液所致，或是因鼻炎、鼻腔炎或蓄膿症等疾病所分泌的液體，順著氣道而下喉嚨，引發了刺激性的濕咳。如果在咳嗽又有沙沙的喘息聲的情況下，很可能患了支氣管氣喘或喘息性支氣管炎。另外，支管內有異物也會引起沙沙的喘鳴聲。

發燒且咳嗽，又有沙沙的呼吸困難情況，為非常緊急的狀況。如果發生在乳兒的身上，患有微支氣管炎的可能性很大。有臉色蒼白、嘴唇青紫等嚴重症狀。

如果只是輕微的咳嗽、鼻部發出咕嚕嚕聲音的情形，則是患了慢性鼻腔炎，是在喉嚨與鼻腔交接處發炎所引起的一種疾病。如此，有咳嗽症狀的疾病雖多，除了咳嗽的情況以外，有無發燒、呼吸困難等併發症狀、臉色如何、情緒、食慾等全身症狀，都是判斷是否有緊急性的標準。如果有肺炎、微支氣管炎或支氣管異物等疑慮時，要趕緊送醫。

緊急措施——咳嗽時

● **應多餵孩子喝開水、果汁等，給予充足的水分**，可使痰淡化、較容易咳出。

● 利用加溫器等，**儘量提高室內的溫度**。

● **將孩子抱起、輕拍背部**，有緩和咳嗽症狀的效果。

● 切勿吸煙使**屋內的空氣混濁**。

咳嗽不止時

● **緩和咳嗽的方法**——讓孩子趴在床上，頭部著地約五分鐘，可以容易地排出痰。

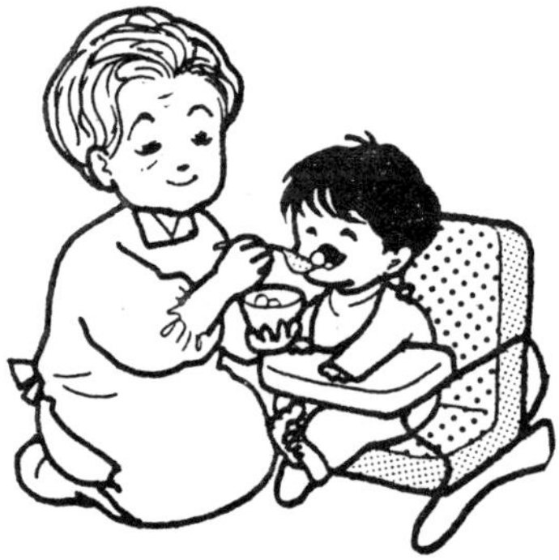

有黃疸症狀時

當乳幼兒有黃疸症狀時，必須先送醫接受診察。可是，雖說是黃疸，也有像母乳性黃疸那樣不必操心的症狀；其中也有只是皮膚泛黃而不是黃疸的症狀。首先，要確認真正的黃疸為何。

有黃疸症狀要接受檢查

哺餵母乳的嬰兒，經常出現母乳性黃疸的症狀，通常大概持續一個月的輕微症狀，並不必擔心。只是要確認小寶寶是否真的患了母乳性黃疸。

先暫停三天哺餵母乳，改用牛乳代替看看。如果黃疸症狀因而消失，無疑的就是母乳性黃疸，根本不必擔心。只是在這種情況下，對母親比較麻煩，您必須在哺餵寶寶牛乳期間，勤於擠出體內的乳汁。

初生兒有黃疸現象，通常有醫生就近照顧，您大可安心靜養。可是若過了二～三週仍未退，就要帶著寶寶的大便去接受診察了。如果大便正常，可以暫時先觀察一段時間；如果大便呈白色時，很可能是先天性膽道閉鎖症，必須開刀治療。

●黃疸症狀

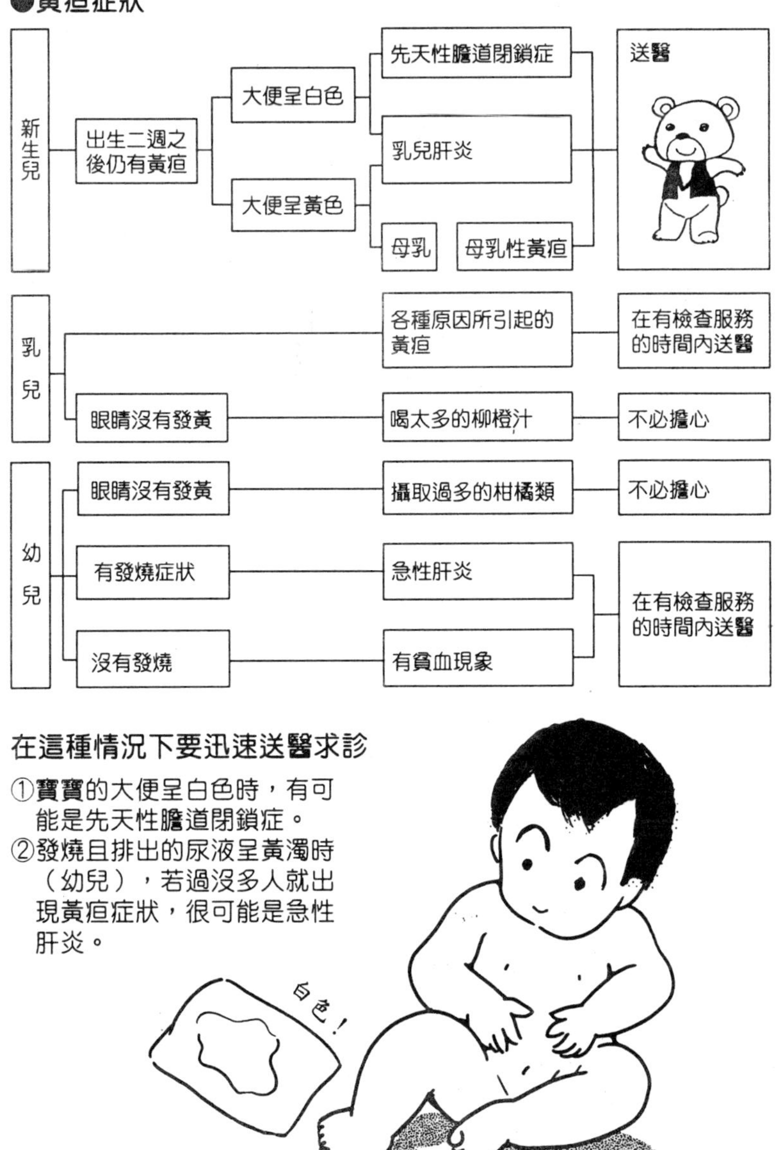

在這種情況下要迅速送醫求診

①寶寶的大便呈白色時，有可能是先天性膽道閉鎖症。

②發燒且排出的尿液呈黃濁時（幼兒），若過沒多久就出現黃疸症狀，很可能是急性肝炎。

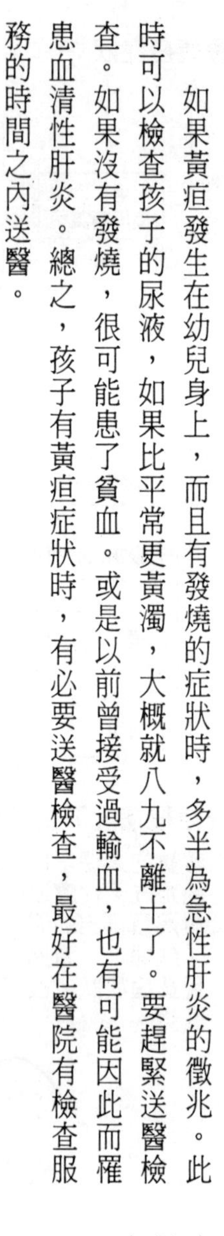

如果黃疸發生在幼兒身上，而且有發燒的症狀時，多半為急性肝炎的徵兆。此時可以檢查孩子的尿液，如果比平常更黃濁，大概就八九不離十了。要趕緊送醫檢查。如果沒有發燒，很可能患了貧血。或是以前曾接受過輸血，也有可能因此而罹患血清性肝炎。總之，孩子有黃疸症狀時，有必要送醫檢查，最好在醫院有檢查服務的時間之內送醫。

區分是否為黃疸的方法

- 孩子的皮膚泛黃，並不表示就有黃疸。首先要確認是否為真的黃疸。當您懷疑孩子有黃疸時，請先檢查他的眼白部分。如果眼白部分泛黃，表示有黃疸；如果沒有泛黃，就不是黃疸。
- 喝太多的柳橙汁、攝取過量的橘子，也會使皮膚泛黃，即所謂的柑皮症。在這種情況下，手掌和腳掌會特別地黃，但是沒什麼大礙。

呼吸困難時

當孩子鼻塞不通、用嘴痛苦地呼吸時，幾乎都是有緊急性的症狀，應儘速送醫檢查。但是，如果像喘氣般反覆性地發作，而且臉色不錯的話，就不必驚慌失措。

在這種情況下要迅速送醫求診

①寶寶發高燒、臉色難看、發出哈哈的痛苦呼吸聲時，有可能是微支氣管炎。
②突然咳嗽不止、發出沙沙的呼吸聲時，有可能是花生、筆套等物品陷入氣管內。
③因氣喘發作而使臉色紫青時。

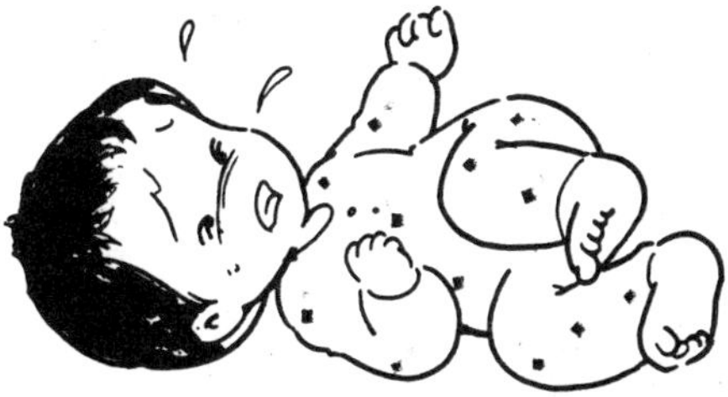

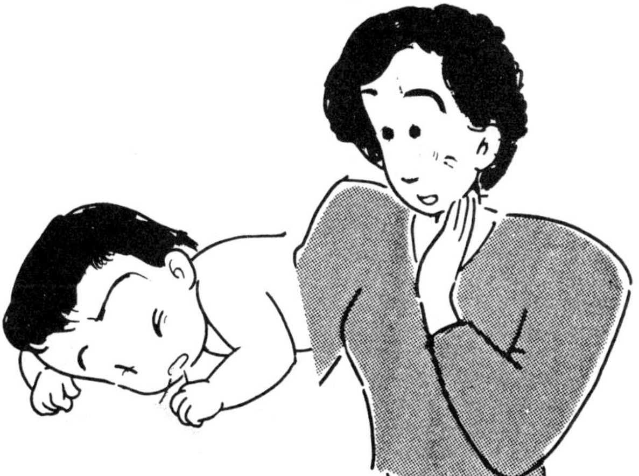

沒有發燒多半為支氣管氣喘

通常孩子在沒有發燒的情況下，有呼吸困難的現象時，多半為支氣管氣喘。如果家中的寶寶偶爾有類似的症狀時，平常最好請教醫生病發時的處理方法。

如果到了發作之後才發現的話，已經到了棘手的地步了；如果能夠適時地使用藥物，可在發作時減輕症狀。

至於嬰兒的哮喘性支氣管炎，從表上看來，孩子發出沙沙的喘鳴聲，似乎很痛苦的樣子。如果他臉色好時，並沒有我們想像中的一般痛苦。

嬰幼兒若平常沒什麼病症，在沒發燒的情況下突然呼吸困難時，或許是異物進

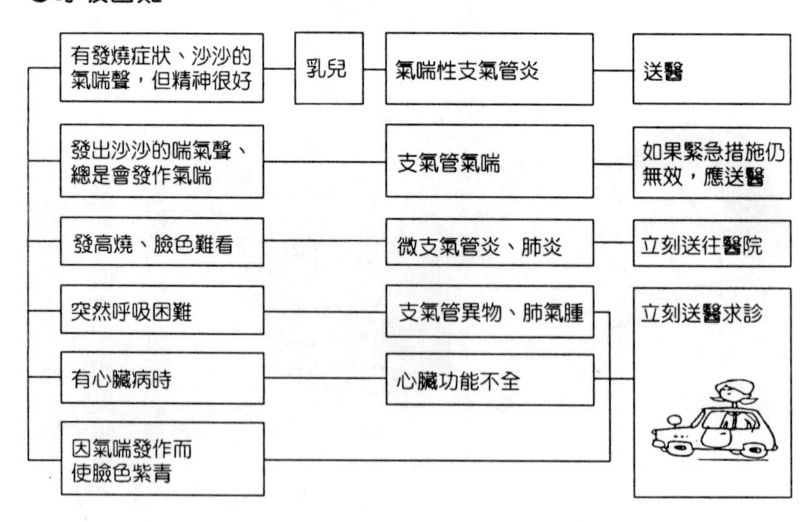

入支氣管的緣故。嬰幼兒到了會在地上爬行時，像花生等豆類、鉛筆套、糖球、硬幣等，只要手能搆著的東西，都很輕易地送入口中。所以，母親要先看看四周，確定孩子是否誤吞了什麼東西。

有時候只要把幼兒的身體倒置、輕拍，就可以使異物吐出來；如果無法取出異物時，應儘速送醫。由於檢查和治療都需要醫療設備，所以，親自把孩子送到醫院比請醫生外診還要保險。

特別緊急的微支氣管炎、肺炎

要特別注意的是，當孩子患了微支氣管炎及肺炎時。微支氣管炎是一種病毒性肺炎，當小寶寶有了這種疾病時，會發高燒且臉色難看，更不時地抽動著鼻子、痛苦地吸吸著，有時會使整個臉呈紫青。

另外，原本就患有心臟病的兒子，在心臟功能衰弱時，也會引起呼吸困難的現象。有些孩子在氣喘發作時，會引起呼吸困難、臉色紫青的現象，如果到了這般地步，已經很危險了。

像上述情況，都是刻不容緩的事，最好趕緊讓孩子住院治療。

緊急措施——有呼吸困難的情況時

●先量量看體溫，看看是否有發燒。

●對於經常發作支氣管氣喘的孩子，最好平常就請教主治醫生發作時的處理方法，使在有發作徵兆之時，就能夠適時地使用藥物抑制。

●如果孩子沒有發燒卻突然發生呼吸困難的現象，很可能是不小心吞入異物所致。應先檢查看看是否有吞入花生、鈕扣、糖球、鉛筆套等物的跡象。如果是支氣管內誤入異物的情況，有時把孩子倒置搖晃一下，就可以把異物吐出來。

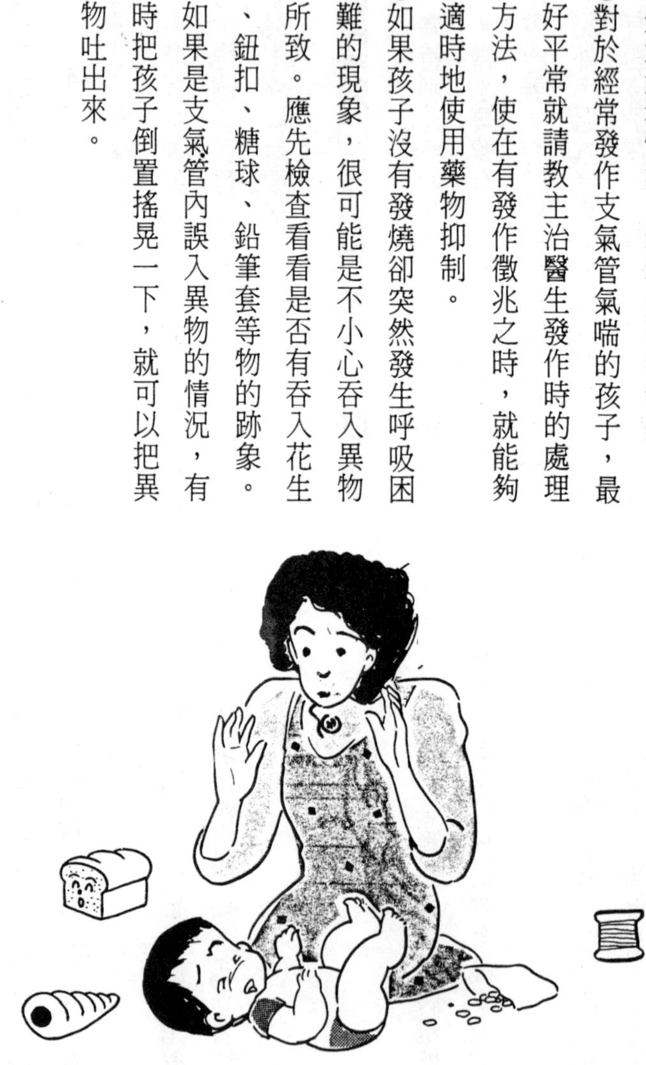

第三章　最容易罹患的疾病與對策

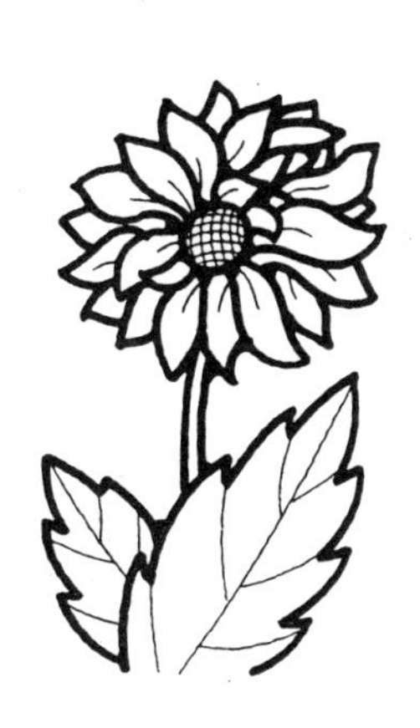

夏天常見的疾病及護理方法

夏天感冒

夏天感冒和冬天的感冒比較起來，症狀比較輕微，也不太會流鼻水或咳嗽。由於這種病症是由腸胃氣管方面的病毒所引起的，所以其特徵除了發燒之外，還有長疹子、下痢、口內炎等。因為它是由病毒感染所引發的疾病，所以沒有特效藥可醫治。只能依其症狀的輕重而給予退燒藥、止瀉劑等藥物，並儘量保持安靜。

有時候也會有頭痛及嘔吐的症狀，更嚴重者，還會併發無菌性髓膜炎。但是，大致上來說，夏天感冒的治療情況很良好，並不需擔心。

手、腳、口病

是一種二～三歲幼兒容易罹患的比較輕微的疾病，通常不太會發燒，即使有也不會超過三十八度，其特徵是手掌、口腔內及膝部會長出紅豆般大小的含水疱疹，而這疱疹在患者抓破之後，會有潰瘍情形。

發燒約持續二～三天之後，就會自動退燒；水疱也大約過了一週左右就自然消失，所以不必擔心。但是，當口腔內長水疱時，吞嚥食物會造成疼痛感，所以，最好準備比較容易餵食的流質食品，如冰淇淋、布丁等。

疱疹性口腔炎

初期的症狀是突然發高燒、食慾不振。喉嚨內長滿了小水疱，如果將之弄破，會造成疼痛感、難以吞嚥食物。有時候連喝水也會疼痛不堪，使寶寶情緒不好、哭鬧不已。

可以餵寶寶吃容易吞嚥的果凍、乳果、布丁、豆腐等，冰涼之後再餵食效果會更好。另外，不要忘記多給孩子補充水分，大約過了五～六天左右就能痊癒。

游泳池病毒症

多發生在夏～秋季，發病時，會發燒三八～四十度左右，喉嚨紅腫，眼球也會因充血而變紅。

由於沒有特效藥，所以，這種病症的護理方法只是讓孩子吃退燒藥、安靜休息而已，大約一週左右就能痊癒。

夏天通常在游泳池感染到這種疾病，所以就因此而命名。又因為其傳染性特別強，所以在孩子當中若有人感染了這種疾病，應避免讓他接近小寶寶。到游泳池戲水時，切勿讓孩子們共用同一條毛巾。

夏季熱

是一種很容易被誤認為感冒的症狀。感冒是過了中午之後，體溫才逐漸上升；而夏季熱是從清晨到中午持續著三八～三九度的高燒，只要把小寶寶移入涼爽的房間，讓他喝冰涼的飲料，就能夠退燒。

由於嬰幼兒無法適時地調節體溫，所以很容易發燒。因此，必須注意不要讓嬰幼兒長時間在有西曬的房間裡睡覺。

●夏季疾病的辨別方法

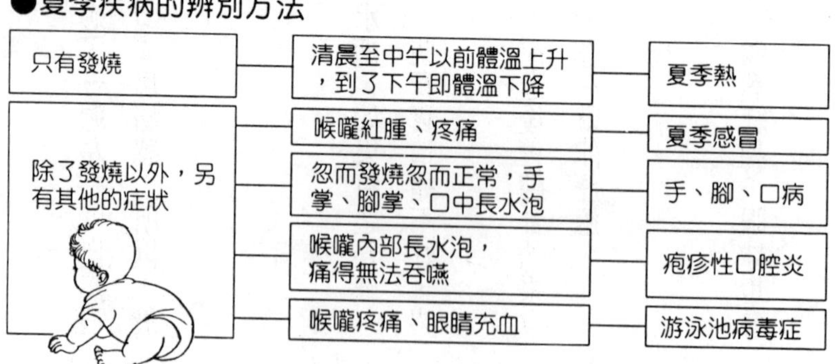

●夏季感冒的護理

●為了避免電風扇或冷氣機所吹出來的風直接吹向寶寶，要更改其頁扇的方向，或是以浴布遮掩。

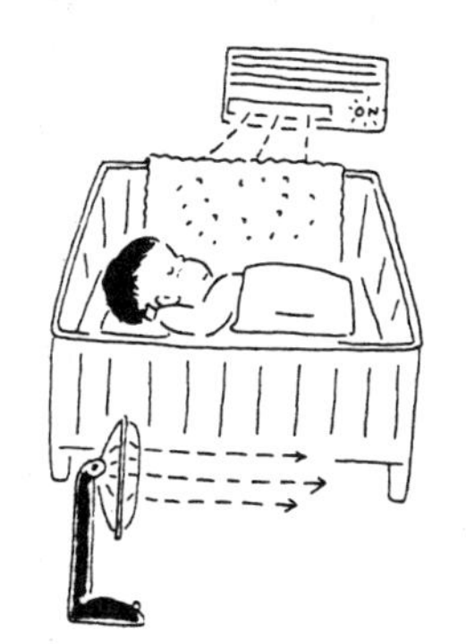

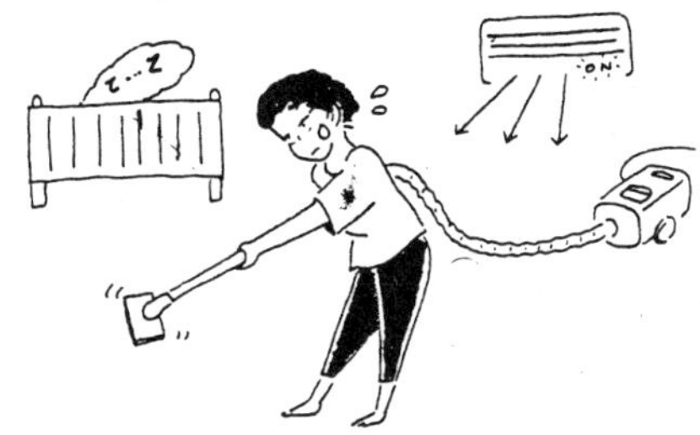

●對於有空調設備的室溫控制，以大人在室內來回走動會出汗的狀況，最適合寶寶。

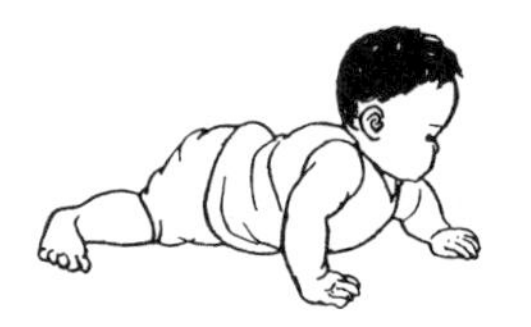

●由於寶寶很容易踢被子，使肚子著涼，因此即使在夏天也可以幫寶寶穿上較薄的棉質長袖、長褲。

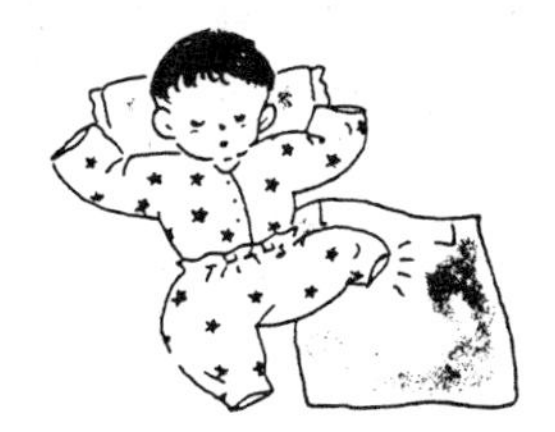

●因喉嚨疼痛而食慾大減，也是夏季感冒的一大特徵。若以乳果、果凍、冰淇淋等容易吞嚥的清涼食品餵食，寶寶會比較有食慾。

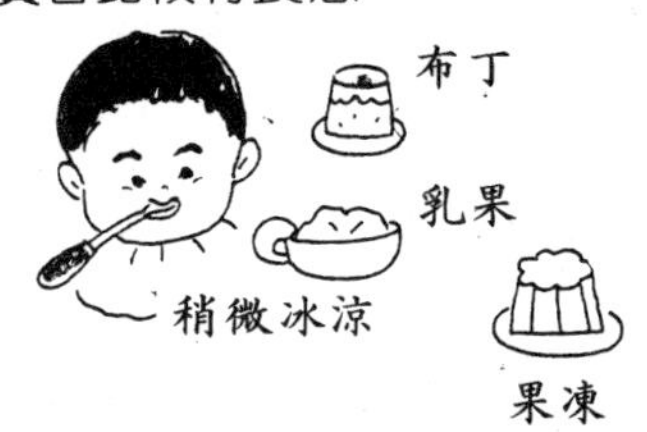

●當房間內有空調時，冷風會直接往下沈、使雙腳冰冷。因此，要避免讓寶寶貼著地面睡覺，最好將寶寶的嬰兒床高度調至距地面有一段距離處。如果一定得讓寶寶睡地板的話，請找出房間內冷風無法直接吹到的地方。

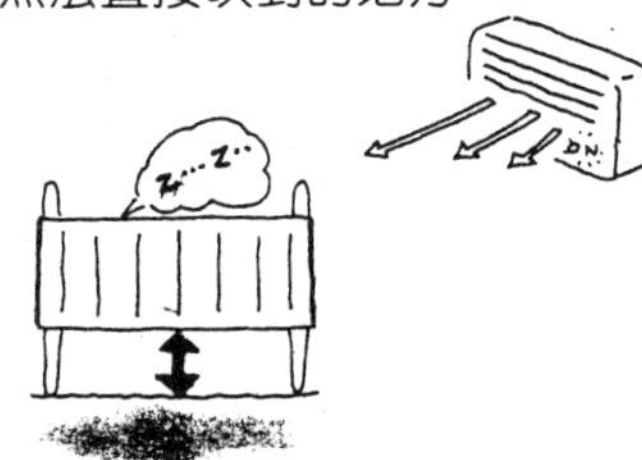

冬天常見的疾病及護理方法

流行性感冒

流行於每年的冬天至翌年春天的流行性感冒，屬於感冒的一種。其特徵是，比一般的感冒發燒熱度要高些、症狀也比較嚴重。受病毒感染之後的潛伏期大約是一～三天。其症狀是突然發高燒、流鼻水、喉嚨痛、咳嗽等，其他也有上吐下瀉的情形。

由於嬰幼兒不能像成人一樣，適時地表達哪裡痛或是有倦怠感之類的，所以，會變得情緒惡劣、無精打采。幼兒若罹患了流行性感冒，會有支氣管炎、肺炎或中耳炎等併發症的可能性，絕對輕忽不得。

先使房間變得暖和些，並保持室內安靜。如果小寶寶很容易引起發燒性痙攣，就要事先讓他服用退燒藥。如果孩子沒有食慾，也不要勉強他，多補充水分，讓他多吃一些容易消化、營養價值高的食品。嬰幼兒罹患流行性感冒，大都由父母、上幼稚園或小學的兄姊所傳染的，所以在外出回家之後，一定要養成洗手的習慣。

猩紅熱

流行在冬～初夏之際，多半在學童之間打轉，嬰幼兒罹患的比例較小。

其症狀是突然發高燒到三九度左右，而且有喉嚨痛、頭痛的現象。約一～二天之後，全身會長滿了鮮紅色的疹子。此時只有唇部周圍沒發疹，顯得較蒼白；喉嚨也呈紅腫狀，舌頭上長出一粒粒的小斑點，發燒會持續五～七天，疹子在退燒之後消失，不久長疹子的皮膚像袋子般地脫落。使用盤尼西林極具療效，但會引發急性腎臟炎等併發症，所以在孩子康復後一定要接受尿液檢查，以確定是否有腎臟炎。

白色便性消化不良症

最容易發生在十一月～二月之間，且常發生在六個月～一歲半的幼兒身上。

其特徵是大便呈白色的水樣狀態，因此，也有假性小兒霍亂的別名。其上吐下瀉的情況十分嚴重，有時候會先出現發燒、流鼻水、咳嗽等感冒症狀。致病原因是一種濾過性病毒感染。除了需儘早接受醫生的診斷，並要在家裡不斷地補充水分，以防止脫水症。這種病症，在情況嚴重時，也需要住院打點滴治療；如果幸運沒有引起脫水症，過了三～四天即可痊癒。

●冬季感冒的護理

●在開始發燒時，臉色蒼白、牙齒嘎嗒嘎嗒地擅抖時，要替寶寶加件溫暖的蓋被；當臉色開始轉紅、全身發燙時，可以把加蓋上去的蓋被卸下，讓寶寶感覺舒服。

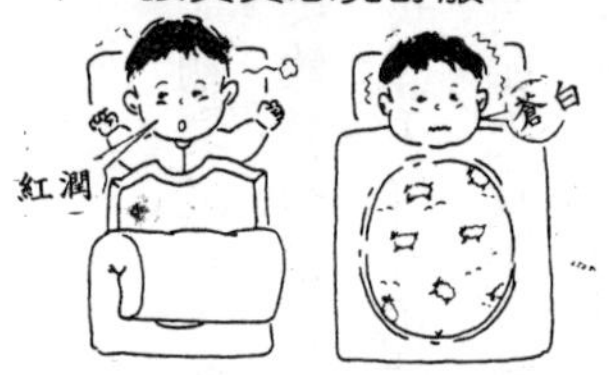

●在有空調的房間裡也不要忘了換氣，在冬天開窗戶時，只須開一扇窗即可。若同時開二扇窗，讓風颳進房間的話，寶寶會覺得太冷。

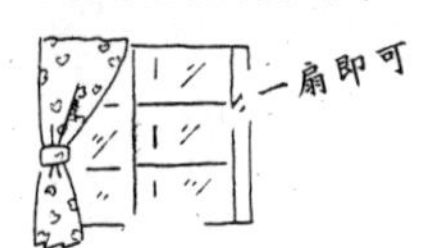

●喉嚨積著痰液、咕嚕嚕地作響時，可以讓寶寶多喝水，藉以稀釋。

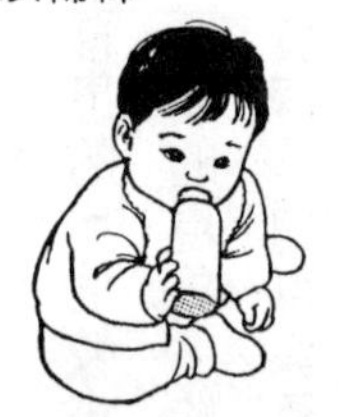

●由於地板上比較冰冷，還是讓寶寶睡嬰兒床吧！

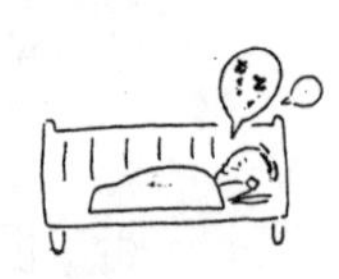

●不論怎麼說，一遇到孩子發燒就想藉退燒藥來退燒，實非明智之舉。但是寶寶會因發燒而引起發燒性痙攣的話，最好事先向醫生索取退燒藥擺著，趁寶寶尚未發高燒以前使用。

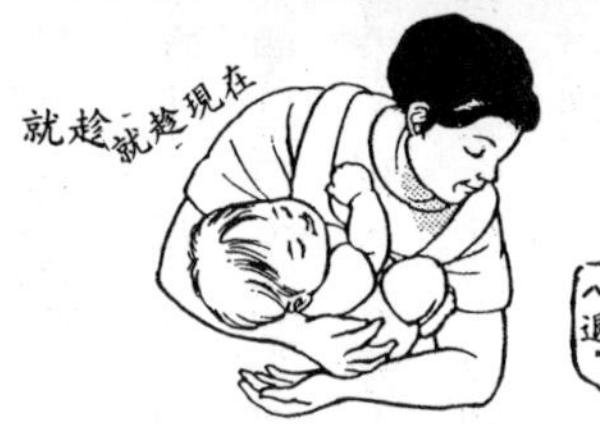

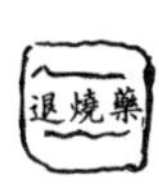

●下痢或嘔吐症狀嚴重時，會喪失體內水分而引起脫水症狀，可讓寶寶盡情地喝冷開水、麥茶、果汁、嬰兒用的離子飲料等，補給水分很重要。

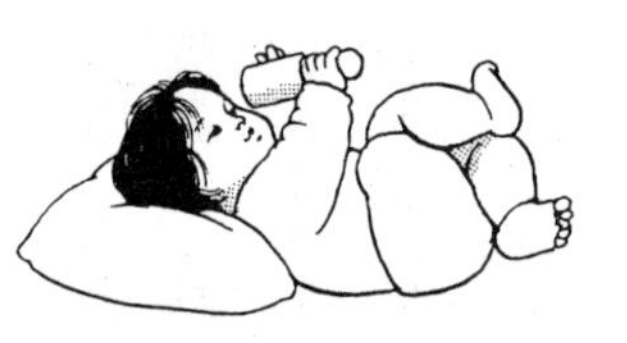

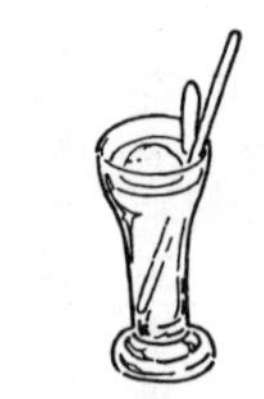

●當空氣乾燥時，會使咳嗽或鼻塞更嚴重。可以使用加熱器或在房間內掛上洗淨的衣物、濕毛巾等，保持適當的濕氣。

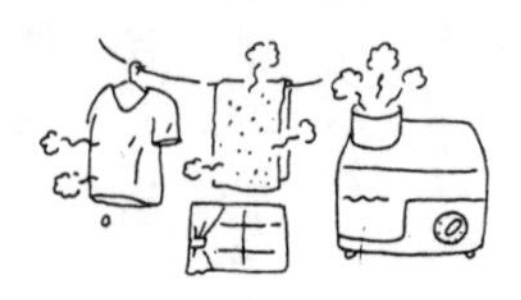

預防小兒感冒的方法

●感冒的傳染途徑是經口而來的。通常都是因為大人在外面觸摸沾滿細菌、病毒的公車吊環、公用電話等，然後不經意地觸摸自己的口、鼻及家中的娃娃，而受到感染。為了防止受到感染，回家首先要做的就是洗手。當您外出回家時，即使什麼都放下不管了，也要洗手。擦上香皂、以清水沖洗三十秒鐘就可以了。

●由於感冒病毒是從口、鼻的黏膜感染的，因此儘可能不讓寶寶養成吸吮手指、挖鼻孔的習慣。當然，出遊回家時、吃飯以前，也要養成洗手的好習慣。

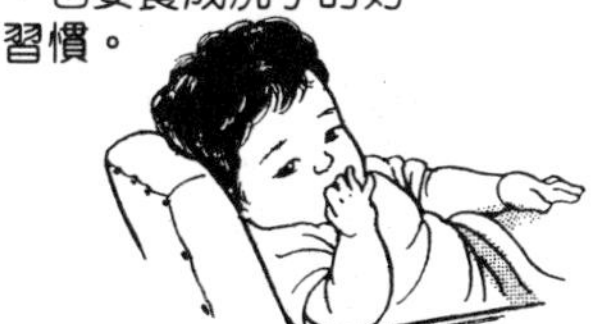

●天冷就把寶寶包得像滾雪球似的，對寶寶而言，只有反效果而已。只要平常即用心地讓寶寶少穿一些、鍛鍊他的自律神經，就算是遇到輕微的冷熱變化也能夠適應。

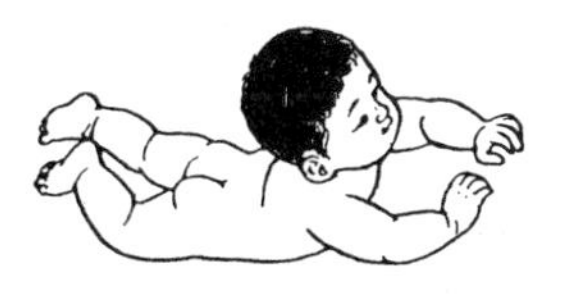

●在容易傳染到感冒的季節裡，把抵抗力尚未完全的孩子留在家中，是預防感冒的基本常識。即使是在不得已的情況下，必須帶著孩子上街購物，也要中午以前人少的時候比較安心。

●幼兒所罹患的感冒，幾乎都是家人傳染給他的。雖然實施起來有點困難，但還是希望家中若有人罹患感冒時，能夠離小娃娃遠一些。

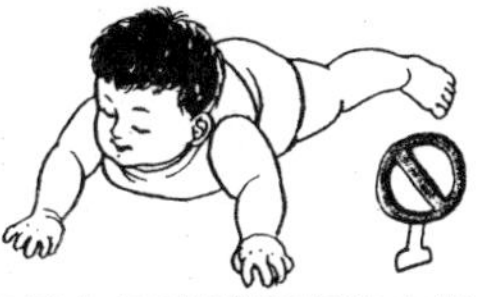

●早上起床幫寶寶穿衣服時，可以藉著用乾毛巾或沾冷水擰乾了的毛巾，替寶寶摩擦肌膚、鍛鍊身體。對於有過敏性的孩子而言，是一項值得一試的鍛鍊。但在嬰兒時期即用乾布或冷水摩擦，稍嫌勉強了一些，只要以母親的雙手輕輕地摩擦寶寶的身體，就很足夠了。

●在寒天外出時，要以外套作體溫調節。儘量讓寶寶裡面穿得薄一些，這樣，從戶外進入有暖氣的房間，只要脫一件外套就可以了。如果裡面穿太厚，一進了暖房就會出汗，反而成了感冒的根源。

冬天的育兒訣竅

讓孩子少穿一些並勤於更換衣服

即使是冬天，也要儘可能地讓孩子少穿一些。因為嬰幼兒的新陳代謝較旺盛，而且也很好動，所以很容易出汗。如果母親沒考慮到這一點，而以大人的感覺把孩子團團裹住的話，一旦流出來的汗冷卻下來，反而成了感冒的根源，所以，必須小心這一點。

把手從孩子的領襟伸進去摸摸看背部，感覺整個背部濕黏不堪時，就表示穿得太多了。

出遊回家，或從有空調的房間外出時，要勤於幫孩子添加衣物或脫衣服，藉此加以調節。

如果因為氣候寒冷，而整天關在家裡，絕對養不出健康的孩子。所以，儘可能把孩子帶往室外，讓他動一動身體、接觸外界的空氣。在孩子盡情地運動之後，不但食慾大增，晚上也能一覺到天亮。

而且，當皮膚及氣道的黏膜接觸到外界的冷空氣時，自律神經也因此而受到刺激，使身體更能夠順應寒冷氣候。

藉著日光來增強孩子對寒冷的抵抗力

在陽光的紫外線照射之下，不但可以促進骨骼的發育，同時還可以改善血液循環，提高新陳代謝的作用。當然，也具有強化皮膚的效果。

可是，由於冬天不太容易在戶外做日光浴，所以，只能在家裡隔著玻璃窗曬曬太陽。母親可以讓孩子裹著尿布、穿件汗衫，並不時地以手輕搓寶寶的身體。

攝取均衡的營養

一個營養狀況良好的孩子，對外界的抵抗力也比較強，不會因為稍微的不適就患了感冒。因此，每天的飲食習慣，有其重要性，最好讓孩子吃各種不同的食物，以攝取均衡的營養。

過敏體質──過敏症

何謂過敏症

過敏症是文明病的一種，最近嬰幼兒也有增加的趨勢。很多母親看了孩子喝牛奶之後就嘔吐的情形，就會擔心孩子是否有牛奶過敏體質；當孩子開始攝取斷奶食品，在吃了蛋之後，有長濕疹的情形時，又擔心孩子是否有蛋類過敏體質。

過敏症就是如此，對於一般的小寶寶而言，毫無影響的事物，卻會讓有過敏體質的孩子很敏感地有各種反應，如嘔吐、下痢、氣喘、長濕疹等。

像這種過敏性體質，是與生俱來的，大多數由父母的身上遺傳而來。

寶寶的過敏症大都導因於食物

引起過敏症的原因很多，如食物、家中的壁蝨或灰塵、植物的花粉、衣服的纖維、寵物的皮毛、煙等，對於行動受到限制的嬰幼兒而言，導致過敏症最多的因素以食物居多。

其中最容易引起過敏症的食物，可以用蛋、牛乳、黃豆作代表。因此，對於有過敏症的幼兒，儘可能以母奶取代牛奶，也不要為開始餵斷奶食品而焦慮。等寶寶滿六個月，而且消化機能健全之後，才開始餵斷奶食品，這樣比較令人放心。

另外，過於擔心寶寶的過敏症，而處處小心防範、嚴格控制食物的作法，不但累壞了為人母者，而且很容易造成孩子營養失調。若是相當嚴重的過敏症，就另當別論，如果情況不是那麼糟糕，可以請教醫生，儘可能讓孩子攝取量少、種類多的食物，以達到改善的效果。

戰勝過敏症從嬰兒期開始

由於過敏症是與生俱來的體質，所以，不太可能去改變這個事實。但是，這並不表示一輩子都要為此而痛苦。只要鍛鍊身體、改善生活環境，寶寶也可以隨著成長而具備了免疫力。因此，即使是過敏性體質，也可以過著和普通孩子沒有兩樣的生活。為了鍛鍊寶寶的身體，母親要從嬰兒時期開始注意食物、生活環境等，才能養育出健康的孩子。

過敏性體質的檢查

父母當中，是否有過敏性體質者？ （是、否）

過敏性體質由遺傳而來。查查看家族當中有血緣關係的近親，是否患有哮喘、過敏症鼻炎、花粉症、蕁麻疹等症的人。如果有，家族性遺傳的可能性很大。

是否哺餵乳製品？ （是、否）

母奶當中含有豐富的免疫抗病體，可以防止小寶寶腸胃吸收不良的過敏症。牛奶當中並沒有這種功能，所以和哺餵母奶的孩子比起來，喝牛奶的孩子較容易引起過敏症。

是否經常長濕疹？ （是、否）

有過敏性體質的寶寶，有的在一出生就開始長出濕疹。有些醫生會診斷成乳兒濕疹或是脂漏性濕疹，而這些多半是異位性皮膚炎的開始。

是否經常下痢、嘔吐？ （是、否）

下痢及嘔吐對嬰幼兒而言，是極常見的事。可是，如果一直反覆著病症，同時還有長濕疹的話，很可能是患了食物過敏症。

以牛奶或乳製品取代母奶時，是否有過長濕疹、下痢、嘔吐等症狀？　（是、否）

在這種情況下，很可能是患了牛奶過敏症。

在開始餵食斷奶食品時，是否有長濕疹、下痢、嘔吐等經驗？　（是、否）

特別是蛋、牛奶、黃豆等容易引起幼兒過敏症的食物。

是否很容易流鼻水、鼻塞、氣喘？　（是、否）

容易流鼻水、感冒之後乃有咳嗽情形，或是一直無法根治鼻塞、喘鳴時，很可能是氣喘病的前兆。

除了咳嗽之外，是否也有呼吸困難的情形？　（是、否）

咳嗽時，還有嚴重的沙沙、咻咻等喘鳴聲，而且呼吸困難時，很可能是氣喘病發作。

是否因為些微的氣溫變化或灰塵、煙等，就流鼻水、咳嗽不止？　（是、否）

對於有過敏性體質的寶寶而言，鼻子的黏膜和氣管過敏，是常有的事。

在以上的項目當中，有任一項回答「是」者，就有過敏性體質的可能。最好帶去醫院，接受醫生的診斷。

●過敏體質寶寶的身體特徵

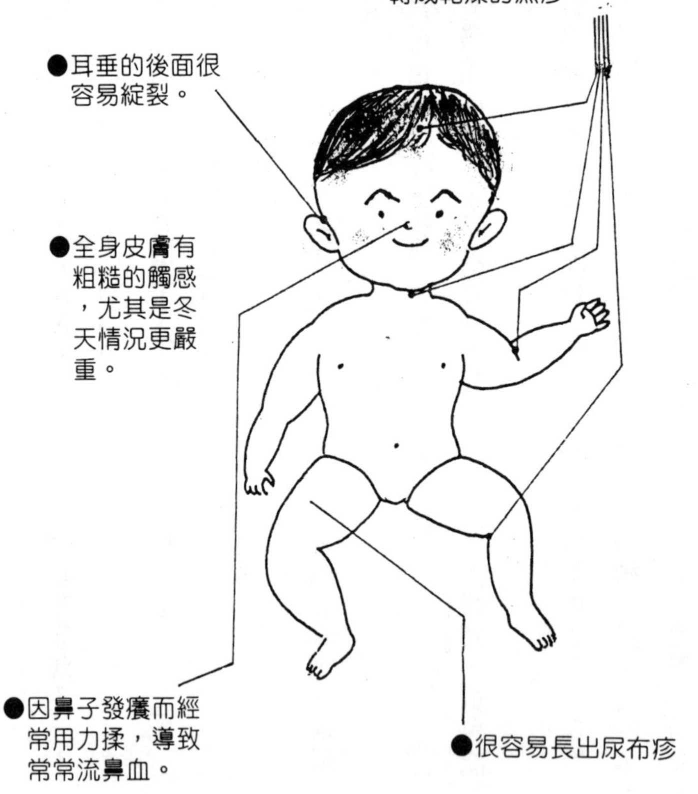

過敏體質──因過敏所引起的症狀與疾病

過敏性下痢、嘔吐

當孩子吃了某些特定的食物之後，就會下痢、嘔吐等，很可能是因為食物所引起的過敏症。有關牛奶過敏症，大約在嬰兒出生後一～二週起，會出現持續性的下痢或嘔吐症狀；而最普遍的是，在開始餵斷奶食品時，對蛋的過敏症。

可是由於嬰兒的消化器官尚未發育完全，所以，很容易因消化不良而引發下痢症狀。而且人體天生就缺乏分解牛奶的酵素，也會引起下痢、嘔吐或腹痛等症狀。所以，不能因看見孩子有下痢、嘔吐的情形，就斷定它是由過敏症所引起的。

當您覺得食物有些怪異時，可以作筆記、觀察看看寶寶的狀況，如此一來，大概可以找出孩子過敏的原因，也是對醫生在診斷上有力的線索之一。如果得知是由食物所引起的過敏症，可以酌量減少導致過敏症的食物。情況嚴重的話，也有暫時停止餵食孩子該食物的情形。只是不管決定如何，一定要遵從醫生的指示。要避免以母親的直覺去做判斷，而切斷了寶寶重要的營養來源。

咳嗽、喘鳴

當幼兒咳嗽不止、喉嚨發出沙沙的喘鳴聲、支氣管有咻咻聲時，一般很容易聯想到是小兒哮喘的前兆。所謂的小兒哮喘，是氣喘性支氣管炎及支氣管氣喘的總稱。

造成的原因有很多。除了食物之外，其他還有家中的壁蝨、灰塵、黴菌、纖維屑、小寵物的皮毛及心理的影響等。當孩子開始搖擺學步、行動範圍逐漸擴大之後，造成孩子過敏的原因也紛歧不一。因此，為了查明原因所在，有必要接受專門醫生的檢查。

如果母親對容易喘鳴的幼兒過度保護，

●克服過敏體質的日常生活注意事項

●母乳中含有免疫球蛋白IgA物質，可以保護嬰兒的腸胃、防止吸收到過敏性體質。對於過敏體質的孩子而言，沒有比母乳更優秀的替代品了。

●在孩子的消化機能尚未成熟之前，就開始餵食各種不同的食物，是過敏症的根源。因此，還是過了六個月大以後，再開始餵斷奶食品比較好。特別是蛋類很容易引起過敏症，所以最好等寶寶周歲過後，先煮熟之後再餵食比較安心。

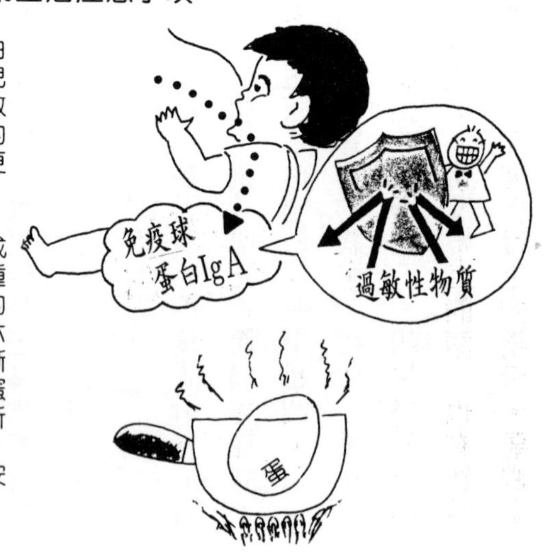

●日照不足、通風不良的房間及鋪有地毯的房間，最容易繁殖壁蝨。對孩子而言，理想的房間是採光好、地板為鋪設磁磚或磨石地板。

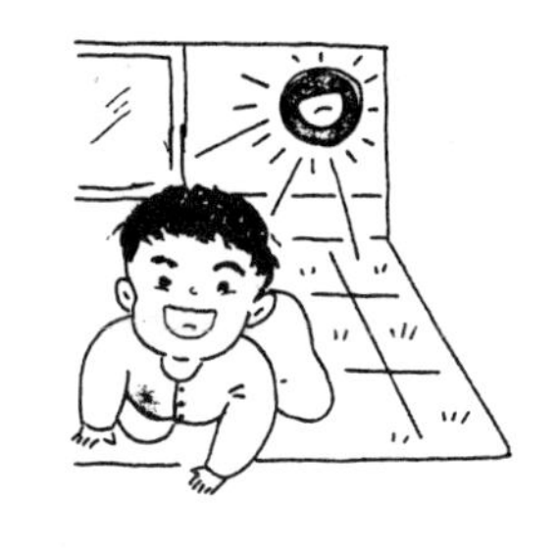

●要經常打掃房間，使灰塵無處藏身。由於過敏源壁蝨會愈長愈多，所以最重要的是要每天以強力吸塵器清掃乾淨。

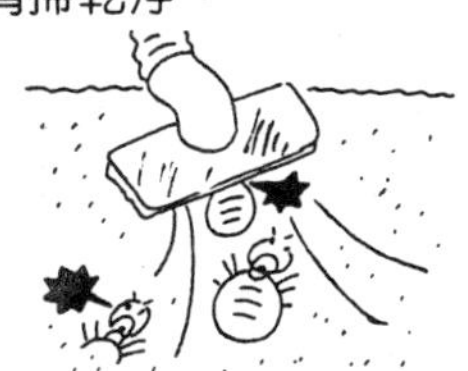

●光是喝牛奶或是一天吃好幾個蛋的飲食生活，是最令人頭痛不過的了。為了遠離過敏症，其訣竅還是在於攝取均衡的營養、改變孩子偏食的行為。

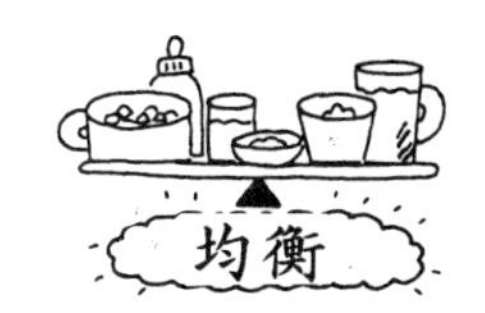

●冷暖氣機的濾網若沒有經常清洗，很容易繁殖、散發壁蝨而引起過敏症。因此，除了要打濾網沖洗乾淨以外，還要把房間內的窗戶打開一小時左右，使室內的髒空氣排出。

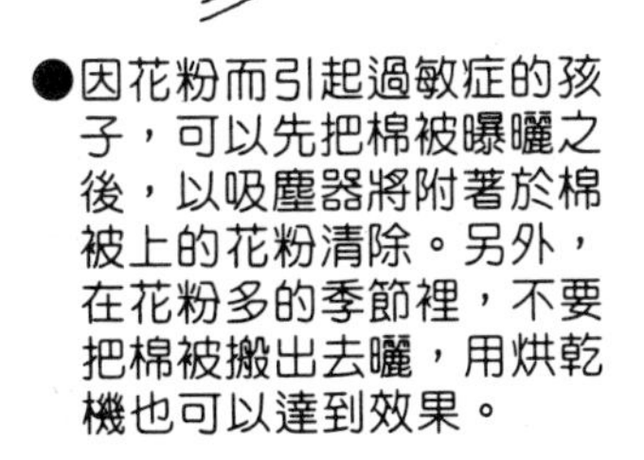

●因花粉而引起過敏症的孩子，可以先把棉被曝曬之後，以吸塵器將附著於棉被上的花粉清除。另外，在花粉多的季節裡，不要把棉被搬出去曬，用烘乾機也可以達到效果。

則得到的只是反效果。倒不如從現在開始讓幼兒少穿一些，並以乾毛巾施以全身摩擦等，儘量製造鍛鍊身體的機會。

支氣管氣喘

當幼兒有支氣管氣喘疾病時，會有劇烈的咳嗽及沙沙、咻咻等喘鳴聲，而且還會引起呼吸困難的現象。這是因為支氣管的黏膜產生了過敏反應，而充血發炎、分泌出痰，使支氣管頓時變窄，所以，造成呼吸困難的症狀。若情況持續惡化，而也有急汗不止、嘴唇青紫的情形發生。

病情發作時，應馬上讓寶寶喝水，藉以沖淡痰的分泌。平躺時，最好把半身撐起，作腹式呼吸。最重要的，別忘了打開窗戶，讓新鮮的空氣進入。

一般沒有發作情況下，稱為氣喘性支氣管炎，其中也有一部分會轉成支氣管氣喘。

小兒哮喘的原因有很多。首先要找出發病的原因，以便接受緩和症狀的治療。另一方面，母親要注意食物的調理，避免容易引起過敏的東西。另外，勤於打掃，製造出一個沒有壁蝨、灰塵等的清潔環境，也是一件重要的事，鍛鍊幼兒的身體，勵行讓幼兒少穿一些的長期努力，也是不可或缺的良方。

有支氣管氣喘的幼兒，九〇%到了上小學仍會發作。但是，和成人的氣喘比較起來，小兒哮喘的治癒率要高得多了。大部分的孩子在國中畢業之前，就具備了充足的體力，也就不會發作了。

異位性皮膚炎

有些孩子一出生就

●有些孩子會對貓、狗、小鳥等寵物的毛、皮，產生過敏症，因此，有過敏體質的孩子，要對飼養小動物忍耐一段時間。

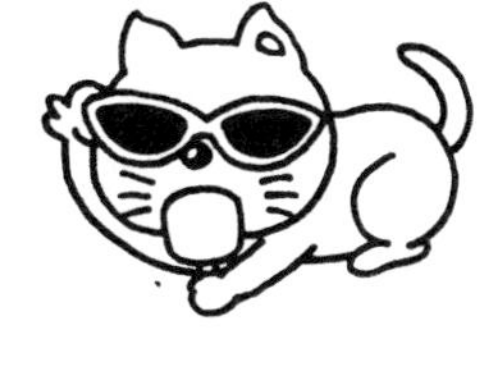

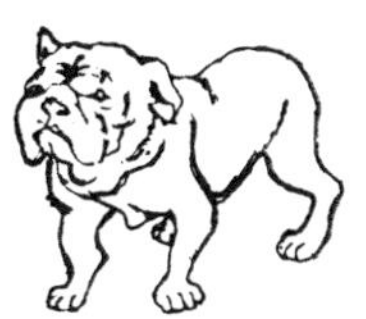

●有時候也會因衣服刺激皮膚，成為異位性皮膚炎的元兇。棉質的衣物，在所有直接接觸到皮膚的衣物當中，是最安全的一種。不僅是衣物，連寢具的染料也會造成特應性皮膚炎。另外，因漂白劑、殺蟲劑、柔軟劑等刺激所造成的過敏症也有不少，有必要注意。

棉質

●絕不可因為家裡有過敏體質的孩子，就過度地保護。重要的是要鍛鍊孩子強健的體魄。從平常就要儘量讓寶寶少穿一些，以增加他的抵抗力。

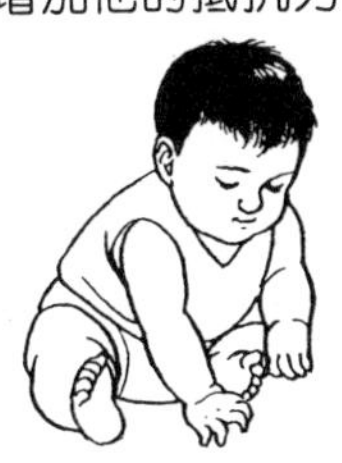

有症狀出現，一般而言，大約到了三～六個月大時，臉部或額頭、頭、頸肘或膝的內側等處，會長出濕疹。濕疹的形式有很多，有的看起來濕濕的，有的看起來乾巴巴的，也有呈密密麻麻的小紅點。

只要幼兒長濕疹，就很容易被視為異位性皮膚炎。但是，小寶寶本來就很容易長濕疹，而且就算是異位性皮膚炎，也有很多孩子只是皮膚乾燥而已，所以，不一定所有的皮膚癢的症狀，就是異位症。為了能夠判斷是否為真的異位性皮膚炎，最好向皮膚科的專門醫生求診。

如果醫院確定小寶寶是得了異位性皮膚炎，要趕緊查出其致病的原因，並盡力遠離這致病因子。例如，蛋是致病因子的話，就要減少蛋或蛋製食品的餵食量。然而，由於完全除去蛋的餵食，不但累壞了母親，而且從營養方面來看，也不是明智之舉。所以，除了病情嚴重的情況外，沒有必要完全除去該項食物。

一說到異位性皮膚炎，一般人很容易把食物視為元凶。但是，幼兒到了三歲左右，受食物的影響已漸漸降低。影響最大的，還是和壁蝨、黴菌、身上的污垢、衣服纖維、清潔劑等有關。因此，要勤於打掃房間、避免會扎皮膚的衣物，並留心於日常生活的細節。

若癢得厲害，寶寶會忍不住抓破患處，使病情惡化。因此，要視症狀的情況，及早為寶寶擦上抗組胺軟膏或類固醇軟膏，以消除癢的感覺。另外，為寶寶修剪指甲，在晚上睡覺時，為他套上棉質手套等，也是防止抓癢的好方法。

皮膚的各種麻煩

痱子

當身體的排汗功能受阻，使汗液滯留在皮膚中，導致汗腺的周圍發炎，而長出小疹子，一般稱為痱子。

嬰幼兒很容易出汗，但是，由於其調節機能尚未發育成熟，所以，也比成人更容易長痱子。因此，母親所要做的首要工作是，經常清潔寶寶的肌膚，並勤於用毛巾擦拭寶寶的身體，以保持乾爽。

在為寶寶洗完澡、擦汗之後，可以為他撲上爽身粉以保持身體乾爽。在為寶寶撲爽身粉時，只需輕輕地以粉撲拍打即可，不用在關節轉折處抹上厚厚的一層粉。

如果量太多，會使爽身粉和汗液黏結成塊狀物體。

最近，拜冷氣機之賜，使長痱子的孩子減少了很多。但是，人體的汗腺機能，在三歲以前受環境因素的影響很大。所以，如果夏天一直待在冷氣房中，而沒有流汗的機會，汗腺的功能就無法完全發揮，以致長大之後，造成容易中暑的體質。

基於上述的理由，可知適度地讓小寶寶出遊、流汗，也是一件重要的工作。

化膿性汗腺炎

把痱子抓破，使細菌侵入汗腺，導致化膿的病症，稱為化膿性汗腺炎。通常，比較容易發生在頭部的毛髮中或是臀部。因此，將寶寶的頭髮剪短、勤於清洗，並常為他修剪指甲，也是一種預防措施。

若已長出膿腫包，可以先用藥鉗子止住患處，再把切成長一～三㎜的方形黏膠布貼在患處一個晚上，翌日清晨再把黏膠布快速撕去，膿也就會因此而流出。然後再敷上抗生素軟膏即可。

如果在膿包太多、情況嚴重的情況下，而且有發燒和淋巴腺發炎的症狀時，應送醫接受治療。

尿布疹

這是小寶寶的屁股受到排泄物的刺激，加上尿布本身的問題所引起的皮膚炎。因此，最好能經常清洗小屁股、換尿布，以保持乾爽。

若尿布濕了，一定要馬上換掉。即使是透氣性再好的紙尿布，也不能長時間置之不理。在換尿布時，以柔軟的紗布或毛巾沾溫水，把小寶寶的屁股擦拭乾淨。

若只有輕微發紅的症狀，可以用痱子粉或痱子膏抹在患處。但若長水泡、甚至破裂時，要每天勤於替寶寶擦沒有刺激性的軟膏數回，如凡士林等。至於乳液狀的藥品，很容易造成已經黏瘩瘩的皮膚惡化，不太能適用於寶寶的小屁股。

在洗濯尿布時，如果有添加漂白劑或殺菌劑，應比洗普通的衣物多花一倍的時間，確實清洗乾淨。衣物柔軟劑很容易刺激到寶寶柔嫩的皮膚，儘量不要使用。

乳兒寄生菌性紅斑

此症狀很類似尿布疹，但病因是黴菌的好兄弟念珠菌。在皮膚健康的狀態下，不會發生這種症狀，若不小心讓寶寶得了尿布疹，使皮膚的抵抗力減弱，就有讓病菌入侵的機會。在區別與尿布疹不同之處，如果只有屁股表面長紅疹子，就是尿布疹；如果鮮紅色的病巢深入皺襞內的話，就是乳兒寄生菌性紅斑。

如果小寶寶的尿布疹一直治不好，最好送醫接受檢查，以確定是否為念珠菌感染，並請教醫生藥物的使用方法。

在治療上，可使用抗念珠菌劑，不過，最重要的仍是保持患部的乾爽。在為寶寶換尿布之際，可以讓小屁股暫時透透空氣。另外，以日曬晾乾尿布比烘乾機更具有殺菌效果。

水泡疹

是一種由痱子、蚊蟲叮咬、濕疹等，受到化膿菌感染而造成的症狀，發病時，身上的各部位都長滿了水泡。這種水泡很容易弄破而露出皮肉，不久會結成瘡痂，在夏天，幼兒常因抓癢的緣故，而把病菌帶至身上各部位。

通常弄破水泡並沒什麼大礙，但是，水泡內的分泌物又會造成水泡疹，所以，必須用乾紗布把分泌物吸乾之後，再塗上紅藥水等消毒，最後抹上抗生素軟膏。要注意的是，千萬不要在患處貼上妨礙吸收膿液的油紙、ＯＫ絆等物品。若患處已經到了濕黏不堪的程度，應避免使用類固醇軟膏。

如果這樣做，經過一～二日仍未見效，要送去看皮膚科。

脂漏性濕疹

常見於出生後一～二個月的嬰孩的身上，它的症狀是從頭皮到額部，長滿了像頭皮屑一般的黃色瘡痂。症狀輕微時，可以在每次洗澡時，用肥皂替寶寶洗頭。

如果已經形成瘡痂，需用凡士林軟膏每天做好幾次的擦抹，使之能夠滲入瘡痂內。每天需要一次以尚未使用過的食用油，處理掉寶寶頭上的軟膏，再把頭部以肥皂洗淨，然後重新擦抹軟膏。

●防止皮膚各種麻煩的注意事項

●皮膚病的情況，還不至於到不能洗澡的地步。即使是水痘，也可以淋浴的方式解決。至於肥皂，只要是有信譽的廠商製造的固態香皂，均可使用。

●早上更衣時或洗完澡時，最好養成讓孩子光著身體、曝於光亮處的習慣，如此，也可以及早發現異常症狀。若當時用的燈泡是螢光燈，則比較不易看清楚，還是在水銀燈或自然光下檢查吧！

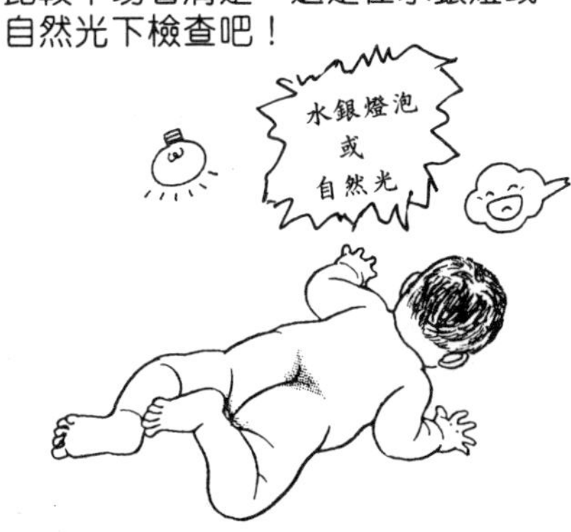

●藥物的選擇及使用方法

●從醫院買藥時，一定要問清楚它的使用方法及次數，有些母親只有在洗澡完畢之後，才替寶寶擦藥。其實，治療皮膚病的藥物，要一天擦好幾次比較有效。

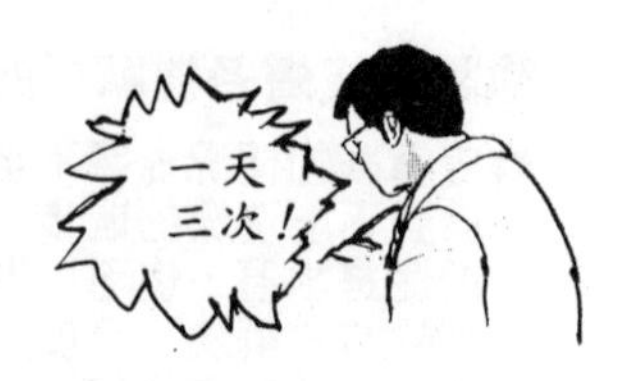

●在長濕疹或受傷的部位貼ＯＫ絆，會因為悶濕、弄髒而延長治癒的時間。因此，儘可能不要貼，若一定要貼，要經常更換，以保持皮膚的乾爽。

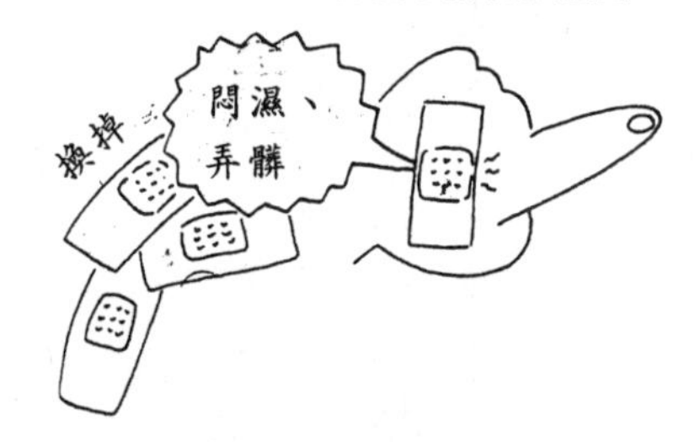

●細菌性喜潮濕、溫暖的地方。所以，有因擦傷、割傷或抓破水泡而化膿的傷口時，首先就是要用易使患部保持乾燥的藥物消毒。至於有抗生素的軟膏，既不能保持患部的乾爽，也不怎麼有效。反而是紅藥水、含漱藥等藥物比較有效，在一般藥房均有販買。

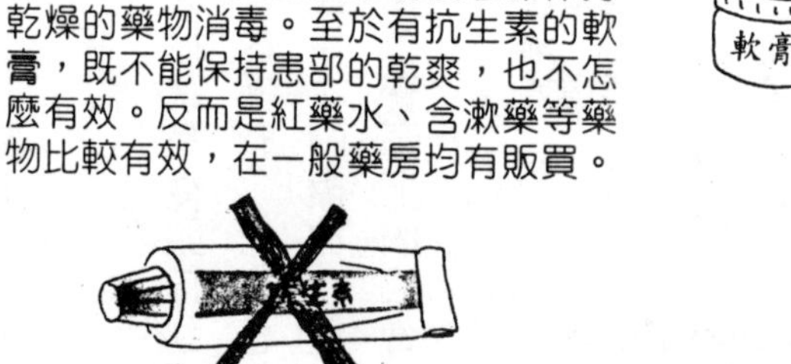

●對於外用藥膏，只需在患部擦上薄薄的一層即可，即使塗再多，皮膚對藥物的吸收量也不會改變。

●軟膏與乳霜有相當的差距，若在潮濕的部位擦上乳霜類的藥物，反而會使該部位受到刺激而惡化，因此，對於濕黏的傷口及濕疹而言，乳霜是一種禁忌品。在購買藥物時，請指名以凡士林為主原料的軟膏，或是凡士林均可。這類的藥物不會刺激尿布疹等，比乳霜製品優越多了。

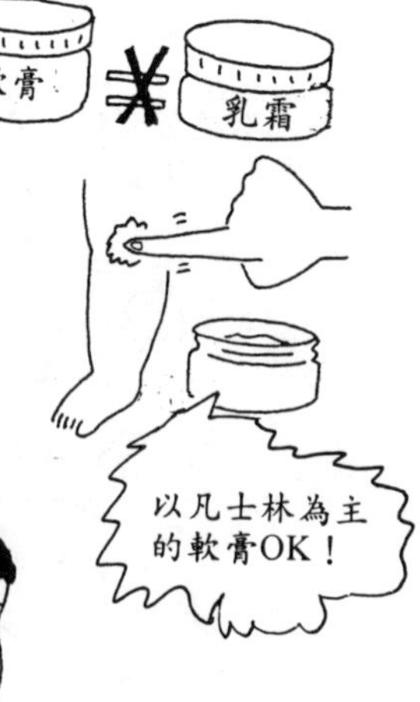

第四章　必備的幼兒疾病常識

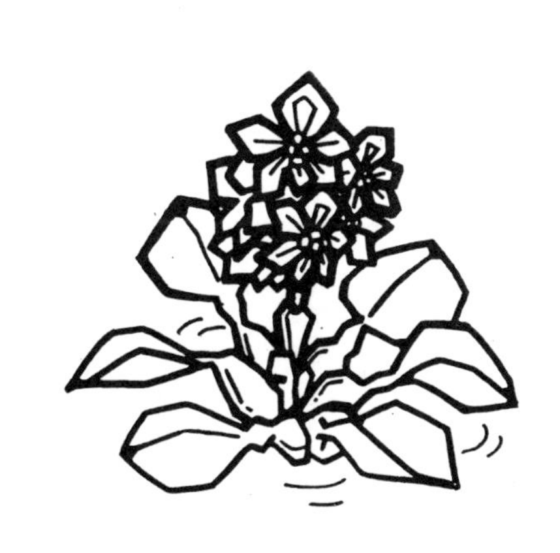

心臟與血管的疾病

若是成人的心臟病，以狹心症、心肌梗塞、瓣膜症等最為常見；幼兒的心臟病則以先天性心臟病居多。

先天性心臟病

心臟是由左、右心房，與左、右心室所組成，擔任著輸送新鮮血液到全身的工作。可是在一萬名孩子當中，卻有六～八位天生就有心臟方面的毛病，比率之高可見一斑。然而，醫學界至今仍不太明白造成心臟有缺陷的原因。

在先天性心臟病患當中，最常見的是心室中隔缺損症，是左心室與右心室之間的心室中隔出現破損的情形，當缺損口大時，會引起各種的併發症，有必要接受手術治療。但是，缺損口若很小者，幾乎沒什麼症狀出現。也有不少在五歲以前就自然閉合的案例。

如左下圖所示，心房中隔缺損症是隔開左心房與右心房的心房中隔出現破洞，所造成的病症。此病症多發生在幼兒期，但幾乎沒什麼症狀，很多的病例是在小學入學前的心電圖檢查才發現的。病症輕微時，無需限制遊戲或運動，即使有稍大的破洞，也要等到長大後才出現症狀，為防範未然，可以在幼兒期就讓孩子接受開刀治療。

連接主動脈與肺動脈之間的動脈管，在幼兒期間是開著的，通常在出生後不久就封閉。然而，此血管若不封閉，就會造成動脈管開存症。如果置之不理的話，引發細菌性心內膜炎的併發症可能性極高，因此，必須動手術使之閉合。

肺動脈狹窄症是右心室出口的肺

●主要的先天性心臟畸型（非發紺性型）

主動脈狹窄
動脈管開存
心房中隔缺損
主動脈瓣狹窄
肺動脈瓣狹窄
心室中隔缺損

●正常心臟的構造

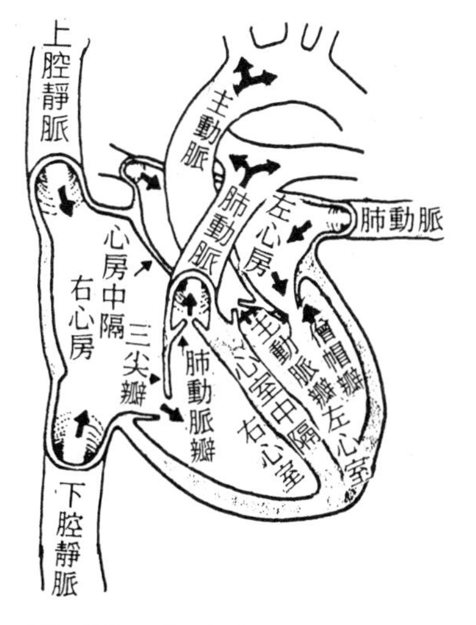

（箭頭指示為血液流動的方向）

動脈瓣天生狹窄，使右心室的血液無法順利地輸往肺動脈。當症狀輕微時，不需限制運動量；如果情況到了相當嚴重的地步，就得藉手術把瓣膜擴張。

主動脈狹窄症是主動脈入口處的瓣膜狹窄，導致在心室的血液無法順利地輸往主動脈，情況嚴重時，有引發猝死的可能性，所以，必須接受手術治療。

家中有患心臟病的孩子的家長，一定很想知道是否能讓孩子做體操、運動，必須限制到哪種程度等。這些必須以專門醫生的指導為原則，然後再與校醫、導師及體育老師商量之後，再作決定。其實，在現實生活上，就有許多害怕發生意外，而限制症狀輕微的孩子做其他運動的案例。但有時候也要考慮到孩子的精神層面，在可以允許的範圍之內，讓他做些運動以增強體力。

後天性心臟病

心肌炎是一種心臟肌肉的疾病，會有心律不整的可能性，其致病的主因為濾過性病毒感染，有時候會因感冒或流行性感冒、麻疹等感染症，而併發心肌炎。

如果這些感染症治癒之後，仍有臉色不好、脈搏不整及呼吸困難的症狀時，應及早送醫診治。

造成感染性心內膜炎的原因，有不少是因為蛀牙及扁桃腺炎等，使細菌從患處經由血液而入侵健康的心臟。而大部分的心內膜症患者，是患有先天性心臟病或患有瓣膜症的人。患有上述疾病的孩子，若超過三天高燒不退，很可能併發了這種疾病，有必要送醫接受檢查（有關風濕性心臟瓣膜症請參照一二二頁的風濕熱）。

川崎病（急性熱皮膚黏膜淋巴節症候群）

主要發生在四歲以下的乳幼兒身上，特別是男童最常見，患者會突然發燒，並且長疹子。發病原因有濾過性病毒感染之說，但至今尚未證實，由於發現此病例的人，是日本的醫學博士川崎富作，故以他的姓做為病名。

川崎病是一種全身動脈發炎的疾病，約有二十%的患者會有冠狀動脈長瘤的症狀。也因為如此，而有引發幼兒心肌梗塞的病例，使得為人父母者人心惶惶。但本症的發生率只有一%，而一百人當中有九九%的治癒率，所以不必過分緊張。

其症狀很類似猩紅熱及風濕熱，患者突然發燒到三九度左右，而且持續五天以上，連使用抗生素也無法退燒。全身長滿了小疹子，且眼睛充血、口腔內的黏膜也會發紅，頸部的淋巴腺會發炎。此外，手心和腳底像發光體一般地紅腫不堪。

與這些外在症狀同時進行地，負責輸送養分給心臟的冠狀動脈也發炎了。如此一來，會在血管較脆弱的部分長出動脈瘤。

由於原因不明，所以，至今尚未有適當的治療方法。如果診斷結果確實是川崎病，院方只能使用阿斯匹靈以防止血栓，以及其他抗血液凝固劑等。

通常在發燒至一～二週左右，會逐漸地退燒，同時，手指甲和皮膚的界線部分會脫皮。通常冠狀動脈瘤也會自行消失，約二個月就能完全康復。康復後，可恢復正常的生活作習，但也有復發的可能性，所以，要接受主治醫生的定期檢查，並觀察一段日子。較小的冠狀動脈瘤的治癒率極高，至於較大者，會引發心肌梗塞，必須小心處理。

風濕熱

常見於幼兒的身上，除了發燒之外，還會併發關節炎及心臟病，大部分的後天性心臟瓣膜症，都是風濕熱的後遺症。

發病的肇因是溶血性鏈鎖球菌的感染，特別是A群溶血性鏈鎖球菌所引起的扁桃腺炎，最容易併發此種疾病。溶血性鏈鎖球菌是一種極常見的病菌，它也經常出現在一般健康孩子的喉嚨裡。可是當毒性特強的溶血性鏈鎖球菌侵入抵抗力弱的孩子身上時，會引發溶鏈菌性扁桃腺炎，又假使發病的孩子屬於特殊過敏體質，很容易使病情轉成風濕熱。

風濕熱剛開始時，會突然發燒，然後關節部位有輕微的疼痛，有時候會引起心臟肥大症及心炎，也有可能引發心臟瓣膜症等後遺症。

為了防止引發心疾，應及早發現、及早治療。當小寶寶有發燒、關節疼痛、臉色不好等症狀時，切勿以退燒藥來抑制，應送往小兒科接受醫生的診斷。若家中的小孩患有溶鏈菌性扁桃腺炎，請勿小看它只是扁桃腺炎而已，應儘早接受醫生的治療。若已引發心臟疾病，應立即辦理住院手續。

治療以安靜修養為主，通常醫生會讓患者服用副腎皮質類固醇劑與抗生素等。對於罹患過風濕熱的患者，不論治癒與否，都必須繼續服用盤尼西林，以防止再度受到溶血性鏈鎖球菌的感染。

紫斑症

是一種皮下因某種原因而造成出血不易止血的狀態，引起皮下內出血，而呈紅色或紫色斑點的疾病。幼兒常見的紫斑症有兩種，一種是血管壁發生病變、出血，所引起的血管性紫斑症；另一種是因血小板減少，而無法有效地止血，所產生的本態性血小板減少紫斑症。

首先，是在皮下出現血斑，然後漸漸轉變成紫色，再轉成黃色或褐色。除此之外，其最常見的特徵為鼻出血與牙齦出血。

血管性紫斑症多半是過敏性的原因，所引起的皮下出血症狀，除了皮膚表面有出現血斑之外，尚有關節疼痛及發炎、浮腫等症狀。而且，其中也有強烈的腹痛及血便等嚴重的腹部症狀（腸性紫斑症）；也有許多病因是扁桃腺炎等上呼吸道感染症及食物所引起的。

雖然紫斑症很容易治癒，卻也很容易併發紫斑性腎炎（比較容易治療），因此必須仔細觀察，看孩子是否有血尿的情形。若確定為過敏性的原因，可以實施漸進的減感醫療，還需要服用副腎皮質類固醇劑治療。

至於本態性血小板減少紫斑症，以七～八歲的兒童患者特別多。由於會產生感冒、麻疹或風疹等疾病，一般猜測病毒感染可能是主要原因。除了皮下出血、流鼻血及牙齦出血之外，也有吐血及血便等嚴重情形。大多數的患者在半年之內就會自然地痊癒，而且不會復發。但是，其中也有轉成慢性病症的案例，不可輕忽。

呼吸器官的疾病

肺炎

肺炎是受到細菌或病毒、黴漿菌屬（介於病毒與細菌之間的病原）等的感染，所引起的肺部疾病。也有很多是因為感冒所併發的症狀，另外，尚有因麻疹、百日咳或流行性感易等，所引起的併發症。

在所有的肺炎病症當中，最可怕的就是細菌性肺炎。往者，因肺炎球菌所感染的急性肺炎佔了絕大部分，現在因為幼兒的營養狀況良好，加上醫學界已發現的盤尼西林等抗生素，使得此類的患者驟減。但是，取而代之的是由葡萄球菌、流行性感冒濾過性病毒及念珠菌等造成的肺病。

對於早產兒或新生兒、營養狀態不良的嬰兒及有慢性疾病的幼兒而言，毋庸置疑地，肺炎至今仍是一種嚴重的疾病。

其症狀是感冒發燒不退（嬰兒也有不發燒的情形）、咳嗽情況愈發嚴重，然後出現了呼吸困難的現象。有時候會引起胸痛、以嘴喘氣的嚴重病狀。臉色不好也是它的特徵之一。有時候也會引起下痢或嘔吐等消化器官的症狀。

愈小的孩小，愈容易病情惡化。如果細菌性肺炎發現太晚的話，可能就無法挽救了。若發覺孩子的感冒症狀異於平常，一定要馬上送醫治療。

一般在住院接受治療的情況下，多半直接供給氧氣、打點滴及服用抗生素藥物治療。

幼兒及學童比較常見的肺炎，是由黴漿菌感染所引起的肺炎。其特色是持續性地帶痰劇烈咳嗽，卻幾乎沒有呼吸困難的現象。和細菌性肺炎不同地，它通常不會有嚴重或惡化的情形。

在家中療養時，務必留意安靜及保溫，食物儘量準備營養價值高，且容易消化者。另外，別忘了補充水分。

急性支氣管炎

由於咽頭、喉頭、氣管、支氣管等形成一連串通往肺部的氣道，所以，當發生咽頭炎或喉頭炎等上呼吸道疾病時，感染源很可能會順著氣道而下，進入支氣管，引起了急性支氣管炎。大部分的情況為感冒症候群的延續，而且幾乎都是由感冒病毒所引起的。

其症狀為感冒引起嚴重的咳嗽，即使是受到輕微的灰塵刺激，也會引發咳嗽，而且很不容易平息下來。有時候會從乾咳轉成濕咳，而分泌出痰液，由於小孩會把痰液吞嚥下去，所以，大人不太能注意到是否有痰。對於較小的孩子，大多數有發燒症狀，有些孩子甚至會發高燒。精神呈低鬱狀態，食慾減退。

由於長期地咳嗽會消耗體力，所以，必須視症狀之不同而使用抗生素、止咳藥及化痰藥等。要經常保持房內空氣的清潔，並且絕對禁止在屋內吸煙，偶爾替房間換氣，讓新鮮空氣進入房間。過度乾燥也會導致咳嗽，最好使用加濕器以保持屋內適當的濕度。如果環境許可，要儘量讓寶寶安靜地休養、玩耍。

為了增強寶寶的體力，得費心準備容易且營養價值高的食物。如果喉嚨過分乾燥，反而無法使痰消除，應多給寶寶補充水分。

急性支氣管炎大約一週左右就能治癒，但有時候會持續咳嗽一個月左右。若為嬰幼兒，很容易轉成肺炎，所以，必需趁早發現、及早處理。

微支氣管炎

當微支氣管部位發炎時，稱為微支氣管炎，這也是肺炎的一種。

微支氣管是支氣管進入肺部內的細小分枝，如果在此部分發炎，會使整個肺部塞住。其致病的原因幾乎是由RS濾過性病毒所引起的。

患者除了發燒、咳嗽、呼氣困難之外，還會有沙沙的類似支氣管氣喘（一〇八頁）的咳嗽聲，也經常有臉色紫青的症狀（由於血液中缺氧，使得皮膚與黏膜呈紫色）。

此種病症常見於二歲以下的幼兒身上，年紀愈小的孩子，其微支氣管就愈細，也就比一般人更容易惡化。如果發覺您的寶寶有可疑之處，應即刻送去看醫生。至於其治療的方式，和肺炎的情況相同。

哮喘性支氣管炎

患者在每次感冒病發時，會發出沙沙、咻咻等類似支氣管氣喘的喘鳴，而哮喘性支氣管炎就是這種病症。這是由於支氣管內積著分泌物，無法順利地呼吸，所引起的一種支氣管炎，並不像氣喘一般地發作。痰多也是它的特色之一，有時候也會有發燒或上呼吸道發炎等感染症。至於容易發病的年齡，與支氣管氣喘有些出入。以二～三歲時期的幼兒最多，大約到了四、五歲以後，就不會發生了。

由此可知，哮喘性支氣管炎和支氣管氣喘，是兩種完全不同的疾病。但是，實際上也有很多無法分辨這兩種疾病的情況。而且，也有一部分由哮喘性支氣管炎轉成支氣管氣喘的病例。

造成這種病症的直接原因是，支氣管內堆積著痰，使得空氣流通受阻。其治療方法是使用化痰劑、止咳劑及支氣管擴張劑等。同時，為了抑制感冒的症狀，也使用抗生素藥物。

為了淡化痰的黏度，應多補充水分，為了減少咳嗽的次數，應盡力使房間內的空氣乾淨，並適時使用加濕器，以確保適當的濕度。

除此之外，為了不讓心愛的小寶寶罹患氣喘病，應避免把孩子裹得緊緊的，並要給予適當的運動、用乾布摩擦等方法來加強身體的抵抗力。

另外，此種病症都是在感冒之後發生的，所以，要讓孩子養成勤於洗手、漱口的習慣，努力做到預防感冒的基本步驟。

先天性喉頭喘鳴

喉頭位於咽頭與氣管之間。如果在呼吸時，此部分會發出沙沙或咻咻的聲音，就是喉頭喘鳴。發病的原因，是位於喉頭部分、支撐聲帶的軟骨尚未發育完全，或是因為氣管先天狹窄、沒有完全發達所引起的症狀，不管原因為哪一種，都一律稱為先天性喉頭喘鳴。

如果把手指放在喉嚨部位，而有沙沙作響的呼吸聲，就是患了這種疾病。在這種情況下，即使置之不理，等到周歲左右，就自然痊癒。而且也可以依頭部的高低位置，找出寶寶最舒服的體位。

另外，寶寶可能會因為喘鳴的症狀，而無法充分地攝取牛（母）奶，有營養不良的顧慮。所以，請母親不要太過於焦慮，只要讓他喝足必要的量即可。為了不使寶寶感染到感冒，要注意到別讓他靠近患有感冒的人。

結核

結核是由結核菌所導致的傳染病。患者是在吸入結核菌之後，才受到感染，所以，大部分的結核病為肺結核。確實，最近罹患結核的病例驟減下來了。因此，很多人會以為結核是個過去的歷史名詞。但是，並非完全根絕，只要一受到感染，年紀愈小孩子發病率愈高。而且，也有引發可怕的結核性髓膜炎的可能性，雖說機率極小，也不能輕忽大意。

乳幼兒和成人不一樣，在外頭接觸到感染源的機會很少，感染源幾乎是身邊的家人。如果家人當中，有罹患開放性結核者，小寶寶受到傳染的可能性極大。

如果想知道小寶寶有沒有感染到結核者，可以讓他接受結核菌素檢查。剛開始的檢查結果呈陽性反應，或是ＢＣＧ的免疫功能（約二年）消失，若一度呈陰性又轉呈陽性反應，就表示已經受到結核菌感染了。如果不能確定是陰性反應或陽性反應時，可以隔一段時日，再作一次結核菌素檢查。

若檢查結果呈陰性反應，要儘早接種ＢＣＧ疫苗。ＢＣＧ疫苗是預防結核病最有效的藥劑，而且也沒有副作用。尤其是在家中有結核病患的情況下，即使是新生兒，在出院以前，最好讓他接種ＢＣＧ疫苗。

如果呈陽性反應，則表示已經受到感染。即使Ｘ光檢查沒有異狀，也要服用半年的抗結核藥物。如果是自然轉呈陽性反應者，最好靜養一年，避免做劇烈運動及陽光直射。患有結核病的患者，應遵守醫師的指示療養。最近已開發了新的抗結核藥劑，只要在初期發現，都可以治癒。

流行性感冒

每年一到了冬天，各型的流行性感冒開始活躍。當流行性感冒發生之際，學校便成為其擴張的有力據點，情況嚴重時，甚至使學校被迫停課。

流行性感冒，是一種因流行性感冒病毒感染所引起的感冒病症，它除了比一般的感冒傳染力強之外，還有發高燒、頭痛、全身倦怠、四肢疼痛等強烈特徵。

在受到病毒感染之後，潛伏期約一～三天。先是發高燒，然後才出現頭痛、全身肌肉痠痛及關節疼痛等症狀，並且還有流鼻水、咳嗽、喉嚨痛等症狀，有時候也出現了下痢、嘔吐、食慾不振等腸胃症狀。當孩子連續五、六日的高燒，總會令父母惶惶不安，但僅有高燒的症狀，不至於引起燒壞腦子的疑慮。

對付這種疾病，沒有什麼特效藥。除了使用抗生素以防止受到二次感染之外，治療方法和一般的感冒相同。首先，最重要的就是要安靜休養與保溫。如果只因為孩子有發燒症狀，而任意使用退燒藥，對嬰幼兒反而會引起副作用，因此，在使用之前最好遵從醫生的指示。為了預防流行性感冒，可以讓孩子接受預防接種。在日本，每到秋、冬之際，各幼稚園及小學都會主動為孩子們實施團體預防接種。據報告顯示，效果非常良好，而且沒有發燒的現象，其副作用也很小。

消化器官的疾病

腸套疊症

腸套疊症大致發生在乳兒期，由於小腸在腹腔內尚未固定，在腸的激烈運作當中，套入其中一部分的腸子裡。大部分的情況是，小腸的終點部位套入大腸的起始點。這種病症多發生在六個月大～二歲的幼兒身上，以男童居多。以發病率來看，並沒有想像中那麼多，但是，如果在病發的短時間內，延誤了判斷與醫治，會威脅到寶寶的生命安全。因此，母親一定要具備這方面的正確診斷知識。

為什麼腸套疊症是一種分秒必爭的疾病呢？因為當腸的一段套入其他的腸子裡時，造成了腸閉塞的狀態，而無法正常的運作。如此，不但糞便無法排出，腸內的

●腸套疊症的型式

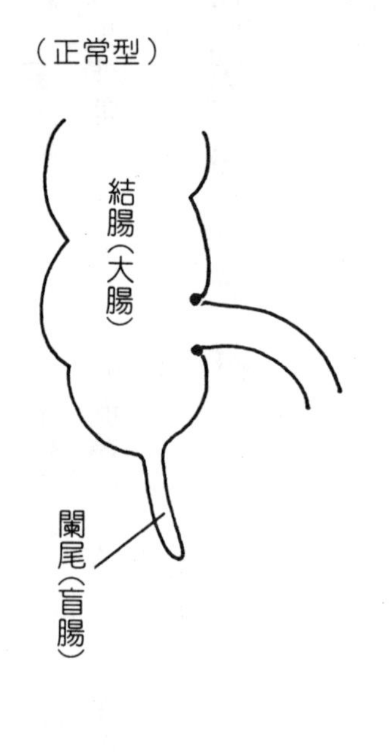

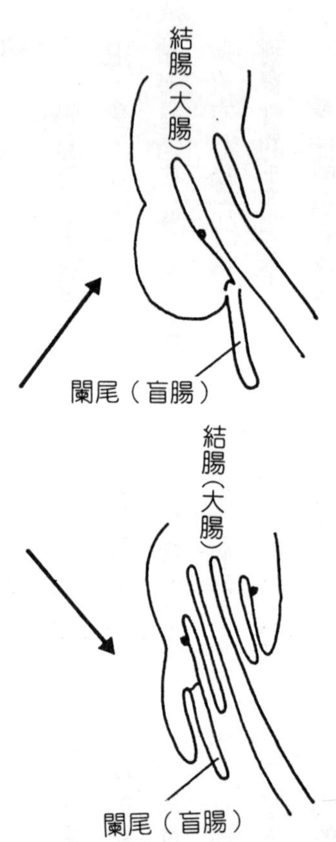

血液循環也因此而受阻，如果不趕快恢復原狀，會使該部分的組織壞死。此時，除了動手術切除壞死部分外，別無他法。如果拖延就無法挽回寶貴的小生命。

腸套疊症的第一症狀是突然腹痛。由於小寶寶不會講話，所以會有大聲哭喊、膝蓋彎曲、抽搐等動作。且有呼吸急促、臉色難看、嘔吐等症狀。其激烈性的腹痛會間歇性的發生，發作過了四、五分鐘之後，即平息下來；過不了半小時，寶寶又開始痛苦的哭叫。像這種特有的腹痛方式，僅見於腸套疊症。如果家中的寶寶有這種症狀，應即刻送往有附設小兒科的大型醫院掛急診。

早期發現、早期治療，對乳兒而言，特別重要。如果能在最早期發現，有可能以高壓灌腸的方式，迫使腸子恢復原狀；也有在送往醫院的途中，因路面顛簸而使腸子振動回原位的例子。如果在病發之後的二十四小時之內，可以用X光配合從肛門注入顯影劑的方法，找出病源所在，以恢復正常位置。可是，若時間拖得太久，只有動手術一途了。時間拖得愈久，手術的進行也比較困難。

最好能夠在剛開始的三十分鐘之內，發現腸套疊症；而能夠做到這一點的，只有母親。

乳兒下痢症（消化不良症）

●單一症候性下痢症

寶寶拉肚子了。光是這一點，就足以讓媽媽擔憂不已。下痢並非全等於疾病，判斷是否為令人擔心或不用擔心的下痢的標準，在於孩子的情緒和食慾。如果寶寶情緒良好、笑臉迎人，奶的食量也大、體重沒減輕，就是患了所謂的單一症候性下痢症，不必擔心。

在這種情況下，如果因為寶寶的下痢次數頻繁，而限制其食物、飲料，或是才開始斷奶食品，又恢復以前餵奶的方式，有時候反而會拉長下痢的時間。

當寶寶下痢時，除了大便之外，也同時排出大量的水分，所以，必須注意水分的補給工作。

另外，下痢很容易造成肛門糜爛，因此，應隨時替寶寶更換尿布，以保持小屁股的清潔乾爽。為防止尿布疹，可以使用橄欖油。

●感冒性消化不良症

因疾病所引起的下痢，稱為消化不良症。有些是因為餵食方法錯誤所引起的，而大部分的原因是感冒濾過性病毒感染所致。以前因為環境衛生不好，才有許多因赤痢、疫痢等細菌感染的下痢發生。如今可說是極少了，加上抗生素的應用，使這些疾病對人體已不構成威脅。

嬰幼兒很容易因感冒而引起下痢。有時候是伴隨著發燒、咳嗽、流鼻水等感冒症狀而來，有時候只有單純的嘔吐和下痢而已。對於抵抗力較弱的嬰幼兒而言，只要一被濾過性病毒感染，不但會影響到喉嚨、鼻子等呼吸器官，而且症狀還會遍及全身。除了感冒之外，中耳炎也會引起下痢。

●白色便性消化不良症

這種病症的特徵是，寶寶在毫無示警的情況下，突然把吃下去的東西吐出來，連剛送進口中的東西，也馬上吐出來，不久就開始下痢，一天持續好幾次白色的水樣狀大便。寶寶被這樣一折騰下來，整個人虛得無精打采。

白色便性消化不良症又有假性霍亂之稱，但它和霍亂一點關係也沒有，而是因濾過性病毒感染所引起的急性消化不良病。此種疾病大多發生在九個月大～一歲半的幼兒身上，冬天發生的幼兒下痢症，大都屬於這一類。

至於其治療方法，總之就是要補充水分。有母親深怕給孩子喝了水，會使下痢情況更嚴重，而不敢給孩子補充水分，其實，這是非常錯誤的觀念。先看寶寶的情況，再餵他喝母奶以外的飲料，如冷開水、茶、蘋果汁或稀釋的牛奶等。

如果沒有引起脫水症狀，可望在幾天之內痊癒。若臉色慘白、兩眼無神，或是沒有解小便的話，則是危險的訊號，應立即送小兒科醫院求診。最近因為有點滴輸液的措施，很少有引起嚴重脫水症狀的事情發生。

便秘

有些母親看寶寶排便次數少，就開始擔心孩子是否患了便秘。其實，排便的次數也有個別的差異。有些孩子一天解五～六次大便，有些孩子兩天才解一次、三天解二次，這也算是一種個性，而這種個性，傳自母親的體質之成分最大。

例如，即使三～四日才排便一次，也輕鬆自在、毫無痛苦，則純屬於體質上的問題，不能一口咬定是患了便秘。而所謂的便秘是，腹部脹脹且有不快的感覺；或是在每次排便時，都得費盡力氣才解得出來，肛門往往因此而受傷（肛門隙裂）、出血。所以，無論如何都要想盡辦法，讓寶寶能夠舒舒服服地「方便」。

至於便秘的治療方法，要先從改善飲食習慣開始做起。仔細想想看，寶寶的攝食量是否減少了？是否有水分補給不足的情形？這些都有可能是造成便秘的原因。有許多孩子，在提前餵斷奶食品之後，就自然而然地治好了便秘。若為乳兒，除了授乳之外，也可以餵寶寶喝果汁或麥芽汁，或試著將搗爛的馬鈴薯及青菜等，餵寶寶吃吃看。高纖維質的蔬果，有促進排便的功能。

如果連這樣都無效，只好給寶寶灌腸了。請先試著用紙捻兒灌腸；有時候，為腹部輕輕地按摩，也有意想不到的效果。

闌尾炎（盲腸炎）

位於肚臍的右下方，接在盲腸最前端狀似蚯蚓的突起物，稱為闌尾。以下所說的是，俗稱盲腸炎的急性闌尾炎。出生後周歲之內的乳兒，罹患盲腸炎的比率非常低；四～六歲的幼兒，最容易發生。

醫學界至今還不太清楚引發盲腸炎的原因，一般認為最有可能的直接原因是，闌尾部分受到細菌感染，而導致化膿性炎症。

盲腸炎的症狀是腹痛，患者在剛開始時，可能會覺得整個腹部有稍微疼痛的感覺。有些孩子是從肚臍的上方開始疼痛，

●闌尾及闌尾切除

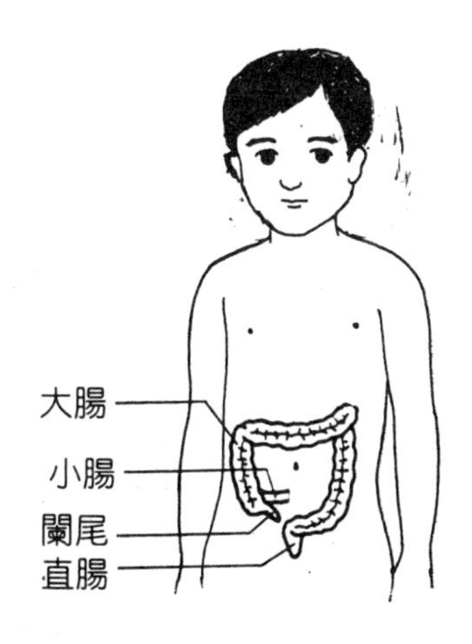

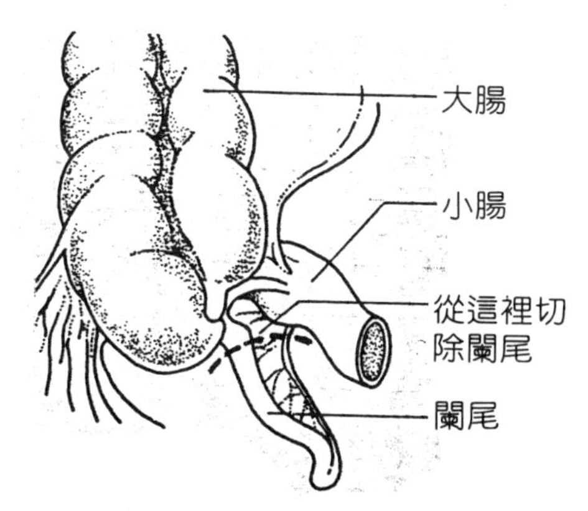

然後才逐漸地轉至腹部的右下方。除此之外，幾乎所有的患者，都有嘔吐和發燒的症狀。可是幼兒罹患盲腸炎和大人的情況不同，除了發燒和腹痛之外，偶爾也有顯不出疑似症狀的情形。

年齡愈小的孩子之所以比較容易病情惡化，是礙於其表達能力，有時候也是發現太晚的原因。另外，因為幼兒盲腸的黏膜比較薄，所以，很容易因破裂而導致急性腹膜炎。

總之，要儘早發覺盲腸炎。當孩子表示肚子痛，或是身體像蝦一樣地弓起、同時右腿緊縮於腹部時，就是腹痛的症狀。如果平常不曾嘔吐的孩子，突然把吃下去的東西吐出來，而且有腹痛、發燒至三八度左右時，很可能是患了盲腸炎，應立刻帶去看醫生。

尤其是在觸摸腹部之後，感覺像是一塊硬幫幫的木板時，很有可能是併發了腹膜炎，必須趕快送醫接受診斷。

若確定是盲腸炎，以開刀切除闌尾是最好的辦法。手術不但安全，而且切除闌尾之後，對身體一點妨礙也沒有，至於內科方面所開的抗生素藥物，只是暫時性的治標而已，隨時都有舊疾復發的可能性。

胃潰瘍、十二指腸潰瘍

說到胃潰瘍與十二指腸潰瘍，原本是成人之間很普遍的疾病。近年來，罹患這些疾病的孩子，有逐漸增加的傾向。

胃潰瘍及十二指腸潰瘍，是一種胃與十二指腸的黏膜發生糜爛、壞死的疾病。而其直接的致病原因大多數是因為胃及十二指腸，受到胃酸的侵蝕。而其中大半的誘因是來自於壓力。總之，幼兒罹患了這些疾病，也可說是一種身心症。因此，當孩子到了上學的年紀，進入學校這個小型社會之後，很有可能因緊張、不能適應而發病，而且以男童居多。

其症狀和成人多少有些不同。主要的症狀為腹痛、嘔吐及下痢（黑便），有的孩子有吐血的情形。腹痛多半在用餐時發生，而空腹時，也有背部疼痛的情形。

胃潰瘍、十二指腸潰瘍在治療上，幼童比成人要容易多了。而其治療方法以藥物與食物治療為中心。

藥物必須遵從醫生的指示，按時服用；食物要選擇容易消化的東西。如此大約一～二週之間，症狀就會完全消除。可是為了防止舊病復發，還得讓孩子繼續吃藥一段時間。父母在面對孩子時，除了要孩子處世大方之外，同時也要費心思去養育他，讓他成為身心健康的孩子。

急性腸胃炎

在乳兒下痢症的情況下，多半附帶著全身的症狀，所以，特別稱之為乳兒下痢症（一三五頁），以別於幼兒下痢症。但是，隨著年紀的增長，使腸胃方面的症狀漸趨明顯，因此，大約到了二歲左右開始，改稱為急性腸胃炎。

和乳兒下痢症同樣地，急性腸胃炎是受到濾過性病毒、沙門氏桿菌等細菌的感染，所引起的疾病；其他，如吃太飽或是睡覺時著涼，也可能是病因之一。

剛開始的症狀是突然嘔吐、下痢、腹痛及食慾不振等。當下痢的情況嚴重時，會從帶有惡臭的稀便，逐漸變成水樣便，其中也有在糞便中摻雜著血液、膿及黏液等情況。有時候也會出現發燒的症狀，孩子會因此而顯得毫無生氣。若下痢及嘔吐的情況嚴重，很容易引起脫水症狀。對於細菌性的腸盲炎，以抗生素藥物最有效，通常在一星期之內就可以康復。

若嘔吐情況嚴重，請暫時停半天不要餵食，讓孩子的腸胃休息。但是，由於體內的水分消耗很快，所以，要不定時、定量餵孩子喝少量的稀飯清湯或茶之類的飲料。如果嘔吐症狀平息了，可暫時先餵食湯、牛奶等流質食物。再觀察其症狀，經過幾天以後，確定沒有問題時，要慢慢地恢復孩子平常的飲食習慣。

食物中毒

說到食物中毒，有因誤食毒菇、河豚或因摻入化學藥物而引起的。其中最多的是，因誤食受到細菌污染的食物，所引起的細菌性食物中毒。而在細菌性食物中毒當中，常見的有因彎曲桿菌、沙門氏桿菌、腸炎弧菌、葡萄球菌感染，所引發的食物中毒。

大部分的細菌性喜高溫多濕，所以，食物中毒以夏季較為盛行。最近因暖氣的廣泛使用，使這些細菌在冬天也可大量繁殖，因此，不可輕忽大意。

彎曲桿菌腸炎，是由於吃了受到桿菌腸炎感染的食物所引起的食物中毒，以五歲以下的幼兒居多。由於這種細菌寄生於雞、牛、豬等家畜及小寵物的腸子裡，所以，小孩很容易透過這些動物的糞便，而受到感染。

沙門氏桿菌食物中毒，是因為吃了受到沙門氏桿菌污染的食物所引起的疾病。

像肉類、魚、蛋、牛乳等加工食品，都很有可能是感染源，稍有不慎，則會引起食物中毒。

腸炎弧菌食物中毒，是因生長在海水裡的細菌所引起的疾病。這種細菌在含有三%食鹽的海水裡，就可快速地繁殖。其主要的感染源，來自於受到這種細菌感染的魚、貝類，或是醃漬加工食品。每年六～十月等海水高溫時期，最容易有集體中毒的情況出現。

不管是彎曲桿菌食物中毒，或是沙門氏桿菌、腸炎弧菌食物中毒，都是受到細菌本身感染所引起的症狀。而像葡萄球菌食物中毒及肉毒桿菌食物中毒等情況，是因為細菌在食物中增殖時所釋放出的毒素，引起的中毒現象。

葡萄球菌食物中毒，是因為吃了受到葡萄球菌所分解出來的毒素污染的食物，所引起的病症。葡萄球菌在自然界的分佈極廣泛，一般健康的人，其呼吸道內的黏膜也有它的存在，而它也是造成膿腫、疔瘡的主要原因。像魚貝類及肉類等加工食品、牛奶、冰淇淋和豆腐之類的食品，最容易感染這種葡萄球菌。

幾乎所有的食物中毒，都有下痢、嘔吐、腹痛及發燒等急性腸胃炎（一四二頁）的症狀。下痢的形式有泥漿便及水樣便，有時候還摻雜著血。

至於食物中毒的潛伏期，要視各種細菌的習性而定。彎曲桿菌食物中毒為二～十天（平均五天）；沙門氏桿菌食物中毒為十二～二十四小時；腸炎弧菌食物中毒則為八～二十小時；最快的是葡萄球菌食物中毒，約二～三小時，最慢也不會超過六個小時。

這些的食物中毒症狀，很少有導致死亡的情形。但是，肉毒桿菌所引起的食物中毒，會侵犯到神經系統，而且死亡率也極高。

首先，必須先去醫院檢查出致病的細菌為何。至於食物中毒的治療方法，以急性腸胃炎的方法為準則，凡事都要遵照醫生的指示。防止食物中毒的方法如下。

吃了腐壞的食物所引起的腹瀉、嘔吐症狀，並不是食物中毒。有些看起來很新鮮的食物，若其中有細菌繁殖的情形，引起食物中毒的可能性極大。對於不太新鮮的食物，勿心存可惜而捨不得丟掉，也不要過分地信任冰箱的功能。儘快把食物處理好、吃完；天氣熱時，最好吃加熱過的食品。

在尚未料理之前，要仔細地清洗乾淨；若用熱開水消毒之後，還得經過日光的曝曬。至於魚貝類的食品，最好要分開處理。最重要的是，在做菜之前及上完廁所之後，要把手洗乾淨；若手上有傷口化膿，也不要貿然地親自下廚。

疝氣

嬰兒的腹股溝部位，有一對稱為腹膜鞘突起的袋狀物，形成了腹股溝管。如果在孩子出生之後，這腹股溝管尚未封閉，很容易使腸的一部分或卵巢滑入腹股溝管內，形成疝氣。通常稱為脫腸，男童的比率偏高。

一般發生疝氣時，腹股溝部會腫得很大。其中也有腸管脫出腹外，掉入陰囊，使陰囊腫得非常大的病例。當孩子哭得特別厲害時，會使腸子脫出，如果把它推回去，又會恢復原狀。雖然寶寶經常持續這種狀態，本身不太感覺痛苦，也沒有危險性。而問題出在腸管脫出腹腔外面，無法縮回的情形。

由於腸管韌緊，所以，會造成腸閉塞的狀態。腹股溝因此而腫脹，使患者痛苦而大聲哭叫，而且臉色不好，還有嘔吐等症狀。

像這類的腸閉塞，以出生後六個月以內的嬰兒罹患率最高。隨著年齡的成長，發生率會逐漸減低。

如果孩子因疝氣而導致腸閉塞，應即刻送醫求診。至於一般的疝氣，也有不藥而癒的情形。但是，還是有許多必須藉手術復原的情況。最近有這樣的傾向，只要一發現有這種症狀，就立即開刀治療。在小兒科技術進步的今日，疝氣的治療手術簡單多了。不論年齡多小，都很安全。

肚臍突出

嬰兒出生後一週左右，臍帶會自動脫落，有些孩子會在臍帶脫落之後，有肚臍突出的情形，即一般所說的凸肚臍。通常，腹壁大太緊繃的早產兒，比較容易患凸肚臍，而且脾氣暴躁，經常哭鬧。

由於寶寶腹部的肌肉還不是很結實，所以，當他哭泣或用力時，腸子的一部分會因腹壓的緣故而脫出至肚臍的表皮下。

有凸肚臍的孩子，其肚臍突出的部分約有小指尖到兩指可伸入的大小，若用手輕輕地壓肚臍部位，可以聽到咕嚕咕嚕的腸子蠕動聲。肚臍突出的症狀和疝氣有所不同，它不會造成腸閉塞等危險狀態。

隨著成長，孩子的腹部肌肉也會逐漸地結實，大部分的情況只需二～三個月，最多一年以內即可自癒。而在肚臍恢復正常以前，應多餵大便較硬的寶寶喝果汁及麥芽汁，以保持便道的通暢，儘早把升高腹壓的原因消除。

如過孩子滿週歲之後，肚臍仍無法恢復原狀，並不會有健康上的問題。但如果看起來有臉部充血的現象時，以手術方式也能夠很容易地恢復原狀。由於手術的時間並沒有緊迫性，即使是兩週歲以後也不遲，不必焦慮不安。

三月疝痛症

如字面的意義所示，這是一種常見於出生至三個月大嬰兒身上的發作性腹痛，每天一到傍晚，就有發作哭鬧的傾向。

其症狀是，平常很健康的小寶寶突然大聲哭鬧，而且身體彎曲、雙腳緊縮，看起來小寶寶的確是有肚子痛的症狀，卻沒有發燒；即和腸套疊症的哭鬧方式不同，也沒有嘔吐的症狀。此時，可以先試著為寶寶灌腸。如果寶寶因而排氣和排出正常的大便，同時臉色變好、停止哭鬧的話，就是三月疝痛症。其發作時間大約在幾小時以內即可平息。

至於原因至今仍未明白，但大部分的情況是在孩子有便秘、腸子內有氣體時發作的。如果您的孩子有三月疝痛症，並不是腸胃方面有問題，過了這段期間，就會自然平息，所以不必擔心。

蟯蟲症

最近，由於國人的衛生習慣改善，得蛔蟲症等寄生蟲病的情形已很少。但是，在幼兒或學童之間，仍然可發現蟯蟲症。

蟯蟲是一種長五～十公分，像白絲線般的寄生蟲。主要寄生於大腸內，每到夜晚孩子熟睡時，雌蟲會爬出肛門外產卵，其數目大約是八千個左右。在產卵完畢之後，雌蟲又從肛門鑽回大腸內。這些附著於肛門四周的蟲卵，只需經過幾個小時，就有感染的能力。

當蟯蟲在產卵時，由於蠕動，使孩子覺得奇癢難受，在下意識的情形下搔癢。於是蟲卵隨即附著於小孩的指甲上及棉被、內衣褲上。如果早晨起床之後，未經洗手就直接進食，則蟲卵會隨著食物一起進入口中，再轉入體內。得了蟯蟲症，不只是個人的問題而已，它會透過衣服及玩具，傳染給家人及朋友。

有蟯蟲寄生於大腸內，並不會嚴重到吸取人體養分、造成貧血或其他的重大疾病。但是，它會令孩子癢得無法入睡。或是因抓癢而弄破皮，造成濕疹等，有時候蟯蟲會鑽進女孩的陰道內，造成輕微的陰道炎。

在幼兒睡覺時，只要仔細地檢查其肛門四周，就可以確定孩子是否罹患了蟯蟲症。至於蟲卵，非經過檢查大便無法發現。可以在早晨起床時，以透明膠布輕貼於孩子的肛門部位，然後撕下，以顯微鏡檢查。

只要家中有一個人感染到蟯蟲症，全家人都有被傳染的可能性。所以，除了患者以外，其他的家庭成員也要服用驅蟲藥。否則，無法完全根治。

雖然服用了驅蟲藥之後，可以完全地趕走蟯蟲，但還是得注意日常生活細節。例如，平常就要修剪指甲、飯前養成洗手的習慣，要經常清洗內衣褲及睡衣；平常只要有空，就應該把棉被搬出去曬太陽，要勤於打掃室內的居住環境。

周期性嘔吐症（自身中毒症）

孩子有持續突然嘔吐的症狀，稱為周期性嘔吐症。一般說來，略帶自主神經失調症的二～七、八歲的幼兒，最容易發作。

由於孩子的脂肪代謝功能異常，而且血液中的丙酮體物質增加，所以，自身中毒症也稱為丙酮血性嘔吐症。醫學界至今仍不太清楚丙酮體物質增加的原因，但小孩常會在盡情玩耍過後，或是家中有訪客、興奮過度及有感冒症狀時發病。因此，一般均認為此種疾病是由於疲勞或刺激及輕微的感染症所引起的。

其症狀是突然全身無力、臉色蒼白，且有劇烈的嘔吐。開始把胃內的東西都吐完以後，接著會吐出像咖啡渣一樣的褐色液體。由於患者體內積存著丙酮體物質，因此，嘔吐物及口腔內有一股像蘋果腐爛了的味道。和消化不良症與急性腸胃炎相同地，會有腹痛的症狀，但不會下痢。

如果症狀十分強烈，或次數過於頻繁，很可能會引起脫水症狀。因此，在嘔吐停止之後，應立即補充水分。

由於看起來好像很嚴重，往往會急壞了初為人母的媽媽們，而匆匆忙忙地把孩子送往醫院。其實，這種病根本就沒有生命的危險，大約在一週以內就可以平息。像這樣的症狀，一年會持續好幾次，但是，通常到了小學畢業之際，就可以完全地與它斷絕關係。

當孩子嘔吐時，如果嘔吐物及口腔內有蘋果腐爛了的味道，則很可能患了自身中毒症，最好接受醫生的診斷。如果孩子平常就活蹦亂跳，不會因此而立即引起嚴重的脫水症狀。

如果能夠及早發現，可以試著讓孩子舔糖果或冰糖，或者是讓他喝糖水。有時候只要這樣做，就能夠使症狀平息下來。要一邊觀察孩子的症狀，一面留意補給水分，可以餵寶寶喝他所喜歡喝的飲料。如果怎樣都無法以嘴進食時，則需要打點滴以補充水分及營養。

最重要的是，父母不必過分大驚小怪，要保持情緒上的安靜。因為患有此病的孩子幾乎都有神經質，只要父母稍有緊張或不安的情緒，就會連帶影響到孩子，使症狀更加嚴重。總之，要儘量放鬆孩子的心情，多給予他充分的休息時間。

另外，當幼兒的症狀過於頻繁時，偶爾也有腦腫瘍等隱疾存在的可能性，此時就必須入院接受徹底的檢查。

急性肝炎

大部分的急性肝炎是由於肝炎濾過性病毒感染，而使肝臟細胞受到影響而產生病變，引起了黃疸病狀。

肝炎濾過性病毒有A型、B型及非A非B型等，當人受到了這些病毒感染時，會引起A型肝炎、B型肝炎及非A非B型肝炎。

A型肝炎是由食物經由口部而受到感染，通常以集體感染的方式流行起來；B

型肝炎是經由血液傳染，以輸血及母子感染的方式進行。A型肝炎的潛伏期為三十天，B型肝炎的潛伏期是九十天左右，不論是哪種肝炎，症狀都大致相同。

在出現黃疸之前，有發燒、發冷、食慾不振、反胃、嘔吐、下痢、頭痛及全身倦怠等症狀，平日健康好動的孩子也因此而懶洋洋的，不太愛動，尿液呈現濃黃，不久就出現黃疸。當黃疸徵兆逐漸升高至頂點之後，大約過了三～四週即告消失。但是，要完全地恢復健康，最快也得要一個月，晚則要花三個月的時間。肝炎最後的結果是肝硬化，不過，幼兒很少惡化到此種狀態。治癒之後也有舊疾復發的可能性，但通常都很好解決。

治療肝炎的共通法則是靜養。至於飲食療法，剛開始以果汁或糖水、容易消化的粥類為宜，等孩子食慾較佳時，再給他食用蛋、白肉魚、豆腐及乳酪等高蛋白，而且容易消化的食物。至於脂肪的攝取，沒有限制的必要性。

對付這種疾病，首重於預防。A型肝炎大多是在開發中國家誤食不潔的飲食物品，而受到感染，所以，在前往當地旅遊之前，最好先注射疫苗，以防萬一。

至於B型肝炎，則有預防接種疫苗。如果家中有B型肝炎的帶原者，最好全家都要接受疫苗接種。

腎臟與泌尿器官的疾病

急性腎炎（急性腎小球腎炎）

這種疾病主要發生在六～七歲孩子的身上，大部分都是在感冒、扁桃腺炎、咽頭炎治癒之後的二～三週之間，才出現症狀。其主要的症狀為手腳浮腫、血尿及高血壓。

初期是從上眼瞼開始，逐漸地整個臉部呈蒼白的浮腫現象。除了浮腫之外，母親還可發現，孩子的排尿量也減少了。雖然沒有發燒，但是，大部分都容易疲倦，而且有紅色的血尿時，很可能是急性腎炎，應及早送醫接受診療。

急性腎炎主要的原因是由於過濾血液、製造尿液的腎小球發炎，使其過濾血液的功能大減、排尿量減少，同時還有浮腫、血尿的情形。至於發炎的原因，大多數是由溶血性鏈鎖球菌感染所致。然而，並非這種細菌直接侵犯腎臟，而是因為細菌感染所引起的過敏性反應，影響到腎小球而產生了發炎現象。

其治療的基本原則是臥床靜養、保溫及飲食療法。剛開始大都為住院治療，但重要的是出院以後的療養。所以，必須在出院之後仍與醫生保持聯絡，以持續配合藥物與飲食療法的方式，恢復腎臟的功能。如果以自己的方法而任意地長期限制了孩子的飲食，可能會阻礙了孩子的成長、引起貧血的情形，不得不慎重。

以適切的治療方式，大約二～三個月即可痊癒。有時候也有復發的病例，在出院後半年以內，要注意別讓孩子太過勞累或罹患感冒。

腎病性症候群

是一種二～五歲的幼兒容易發生的腎臟病，剛開始時，患者的精神狀態良好，而且無自覺症狀。但腳有些浮腫，而有鞋子穿不下的情形，腹部因積水而腫脹。如果是男孩，陰囊部位也會腫脹，尿量比平常減少，而且很容易起泡沫。由於沒有發燒，看起來也很健康，所以，家人不易察覺。

幼兒的腎病性症候群，大部分是因為腎小球發生病變，而在尿液中釋出大量的蛋白。如此一來，血液中的蛋白減少，使得全身浮腫、血液中的膽固醇增加。

當浮腫症狀嚴重時，有必要住院接受治療。類固醇荷爾蒙劑非常有效，但也有不少復發的病例。

臥床靜養與飲食療法是醫療上的兩件大事。為了補足散失了的蛋白質，可不必限制蛋白質的攝取量；在身體尚有浮腫症狀時，應限制孩子食鹽與水分的攝取量。飲食療法是因病情而定的，所以，須遵照醫生的指示。

由於缺乏蛋白質的疾病及使用類固醇荷爾蒙劑，很容易引起感染症，如果發覺孩子有感染症，請及早送醫治療，以免病情惡化。

腎盂炎、腎盂腎炎

當腎臟、輸尿管、膀胱、尿道之中的任一器官受到細菌感染而發炎時，稱為泌尿器感染症，其中最具代表性的是腎盂炎、腎盂腎炎。

腎臟內約有一百萬個腎小球、細尿管，人體藉此過濾血液、再吸收，然後製造出尿液。而負責暫時存放尿液的場所，即為腎盂。因此，僅在此部分發炎的病症，稱為腎盂炎。但是，實際上發炎的部分不只是腎盂而已，在很多的病例當中，腎臟也會受到牽連，而導致腎盂腎炎。

泌尿器官受到感染的路徑，大多數是由下而上，從尿道進入膀胱，再入侵到腎盂。從陰部及性器官的構造、尿道較短的先天條件看來，以女性患者佔大多數。

其症狀為突然發高燒，而且患者有頻尿的感覺；在排尿時有疼痛感，而且尿液混濁。除此之外，尚有食慾不振、嘔吐等全身症狀。

通常服用抗生素治療，可以很快地退燒、收到療效，但是，它還有再發的可能性，所以，必須接受尿液檢查，以確定是否已經完全根治。假使有尿液從膀胱逆流回腎臟的異常狀況，必須以手術方式進行治療。

●腎臟及尿路組織

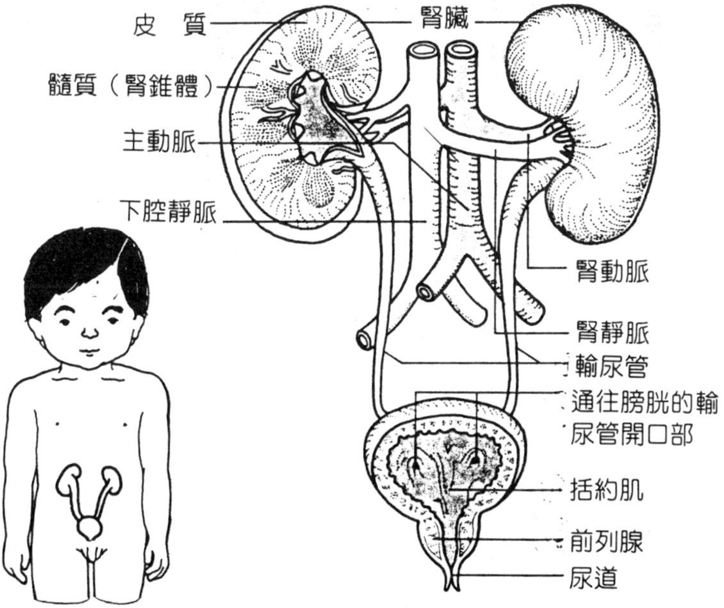

皮　質
腎臟
髓質（腎錐體）
主動脈
下腔靜脈
腎動脈
腎靜脈
輸尿管
通往膀胱的輸尿管開口部
括約肌
前列腺
尿道

陰囊水腫

出生後半個月～一個月大的男嬰，有一邊的陰囊（很少有兩邊都有的情形）有積存液體的狀態，稱為陰囊水腫。看起來皮膚的顏色既沒有變化，觸摸它也不感覺痛。雖然會令父母大吃一驚，卻不是特別罕見的病例。大部分在二～三個月以內，即會自然消除。

由於這是睪丸的外膜和陰囊內側膜之間積水的現象，所以，不是睪丸本身的疾病。如果經過一、二年仍無法消除，以手術方式來治療也頗為簡便。

隱睪症

當寶寶尚未出生以前，睪丸位於腹腔內，到了接近預產期的時候，會下降到陰囊內。然而，睪丸沒有下降到陰囊內，而停留在鼠蹊部的情況也有。大部分有這種情況的孩子，大約在一年之內即可恢復正常，但是，約有十分之一的孩子仍持續著隱睪丸的狀態。

如果寶寶有隱睪症而置之不理，會使睪丸的發育情況落後，很可能會造成不孕症，並且還有導致睪丸癌的可能性。所以，如果寶寶到了二歲左右，仍不見睪丸下降到陰囊內，必須藉手術把睪丸固定在陰囊內。另外，有些孩子在緊張時，會有睪丸暫時跳動的情形，像這樣的情況不用擔心。

腦與神經的疾病、心理的疾病

髓膜炎

指覆蓋腦部的髓膜所發生的炎症，是一種由細菌或濾過性病毒感染所引起的疾病。由於這種疾病有時候會危及生命安全，也有留下後遺症的可能，因此，特別是屬於必須早期治療的疾病，症狀會突然出現。隨著發熱同時會引起頭痛、噁心感、嘔吐。也會產生痙攣、意識模糊等現象。除此之外，患者還有怕光、頸部後面僵硬等特徵性的症狀。對於幼兒等小病患，首先有情緒惡劣、哭鬧等反應。

髓膜炎可分為化膿性（細菌性）髓膜炎和無菌性（病毒性）髓膜炎兩種，其治療的方法不盡相同。但是，由於兩者的症狀極相似，所以，必須抽取髓液來檢查。

若為細菌性髓膜炎，其脊髓液化膿且混濁，其中還帶有病原；而無菌性的髓膜炎則由於病毒感染而發生，患者的脊髓液大都呈透明狀態，而且多半沒有細菌。除此之外，以往常見的結核性髓膜炎，因為BCG疫苗普及之後，幾乎絕跡了。

當罹患髓膜炎時，首先必須住院，依其症狀而接受適當的治療。若為輕微的病毒性髓膜炎，在接受治療後的幾天之後，就會退燒，也不再出現其他症狀。但脊髓的異常，則會持續二～三週。

總之，如果時間拖太久而延誤治療時間，會導致死亡，或留下智能不足、手腳麻痺等後遺症。所以，當孩子有嘔吐、強烈的頭痛、發燒等不穩定的症狀時，應儘早送醫接受診察。

接下來，必須清楚的是，引起這種可怕疾病的肇因是極普通的細菌與病毒。因此，它很有可能由肺炎、中耳炎等感染症所併發的，也有可能是因麻疹、感冒之類的小病毒所留下的併發症。所以，要預防髓膜炎，同時也得防範這些感染症。若有預防接種，就應主動地按時接受。如果不幸罹患了，最重要的就是要完全根治。

另外，母親除了要注意自己的健康狀況，還得保持清潔的生活環境。當自己感冒時，要把雙手洗淨、戴上口罩之類的，以防止孩子受到了感染。

日本腦炎

腦炎主要是因為細菌及病毒所引起的腦部疾病，它和髓膜炎通常都是互相感染而同時發生。患者會突然發高燒、頭痛、噁心、痙攣等，有時候會引起意識障礙、死亡率也很高，而且還有智能殘障等後遺症，令人聞之色變。

在病毒性腦炎中，以日本腦炎最具代表性。其媒介是蚊子，尤其是三斑家蚊，人被叮咬後，就會受到感染。大部分的人都有抗體，即使被感染了，也不會發病。但是，體弱多病的人及在大太陽底下曝曬過冬而勞累者，就有可能因此而發病。

日本腦炎的潛伏期約四～十四日。在發病之初毫無徵兆，患者會突然發高燒，且有頭痛、嘔吐、痙攣等症狀，不久會陷入意識模糊的狀態。發高燒會持續三～十天左右，開始退燒時，意識就會逐漸地恢復。但是，在病情嚴重的情況下，也有因此而導致死亡的遺憾。而且即使治癒後，也會留下手腳麻痺、自主神經障礙、性格異常及失眠症等後遺症。

預防這種疾病的首要方法是要避免被蚊子叮咬到。在蚊子較多的地方，要加裝紗門；睡覺之前最好吊上蚊帳。接下來，最好不要讓寶寶有疲勞過度及睡眠不足的情形；如果沒有遮陽帽，不要讓孩子在太陽底下曝曬過久。

在夏季流行期之前，可以先接種日本腦炎血清，以預防此疾病的發生。尤其是在欲帶著孩子前往流行地區時，最好事先讓孩子接種疫苗，較令人安心。至於出生後六個月之內的嬰兒，由於仍有從母親身上的免疫力，不會受到感染。

破傷風

破傷風不是傳染給人的傳染病，而是因破傷風菌的神經毒素入侵傷口所引起的感染症。生性不喜氧氣的破傷風菌，常隱居於泥土中。例如，當一個人在撥弄土地而不小心被生銹的鐵釘刺到時，破傷風菌會深入受傷部位的組織繁殖並且分泌毒素，而這毒素會直接侵犯到神經系統。從受傷到出現症狀，大約需五～十五天，但是潛伏期愈短，表示危險性更大。

其症狀為創傷部位的肌肉會引起痙攣性僵直現象。接著嘴巴無法張開進食。由於臉部肌肉發生痙攣，因此，患者會呈現似苦笑般的特異表情。最後會陷入全身僵硬的狀態，只要稍微受到外界的光、聲音等刺激，就會不斷地引發痙攣現象。因為患者的意識很清楚，所以會很痛苦。由於這種疾病的死亡率很高，令人聞之色變。

但現在因預防接種的普遍實施，羅患破傷風的病例也大幅降低了。

雖然羅患了破傷風不太好醫治，但能夠事先預防。等小寶寶到了會出門玩耍的年紀，就得讓他接受預防接種。不管有什麼理由無法使寶寶接受三合一疫苗接種，也一定得讓他接受破傷風疫苗接種。

反覆性臍疝痛（心因性腹痛）

是一種肚臍一帶持續發作性的疼痛，常發生在三歲以上及學齡期，而且有神經質的幼童身上。這些孩子的腸胃功能正常，所以，一般認為是心因性的疾病，但其他也不排除食物過敏的因素。

其特徵為孩子突然發作，並叫著肚子痛；約幾分鐘即告平息，疼痛平息之後，好像什麼事都沒發生過似的，恢復活蹦亂跳的健康狀態；其疼痛部位僅限於肚臍一帶，而且會反覆性的發作。通常不會下痢或嘔吐，也不會發燒。

如果發作的次數不多，症狀也不是頂強烈，可以觀察孩子的情況再作決定；若發作的次數頻繁，而且症狀很強烈，就得送醫接受診斷。

大部分有這種疾病的孩子，都是由某些壓力所造成的，有時候母親特別疼愛弟弟、妹妹，也會使哥哥或姊姊引起這種症狀。此時，要讓他在家中過著有規律的生活，積極地拓展孩子的社交圈，並讓他做適當的運動，使孩子在晚上能夠安睡。也可以讓孩子沈浸於他所喜愛的事物上，但千萬要記住，父母親本身不要因為孩子有這些症狀而變得神經質。

如果知道了造成孩子不安、壓力的原因，請勿避而不談，應遵守醫生的指導，努力去克服這些障礙。

心因性頻尿

有些孩子才剛上完廁所，不到十分鐘又尿床了。雖然次數頻繁，但是，排尿量不多，而且寶寶也沒有表現痛苦的樣子，看起來很健康、沒有發燒，而其唯一的症狀只有頻尿而已。然而，白天發生的頻率比較高，即使孩子到了夜裡睡著了，也不見他因為排尿而醒來過。把孩子的尿液送到小兒科檢查，也是一切正常。

這就是所謂的心因性頻尿，其原因是由於不安、緊張等心理因素。仔細回想一下就可以找到蛛絲馬跡。例如，妹妹誕生了，擔心自己失寵；或剛開始上幼稚園，對陌生環境生疏等。又加上母親以責怪的語氣說：「又尿尿了」或「想尿尿時，要告訴媽媽」之類的話，使孩子更加緊張、不安，頻尿次數也就更多了。

要對付孩子頻尿的毛病，首先要消除造成孩子緊張與不安的原因，同時把孩子的意識遠離小便的事。就算他不小心尿出來了，也要表現出什麼事都沒發生過的態度。給寶寶新玩具或塗鴉冊子，讓他樂在其中，並積極地讓他與小朋友玩耍、拓展其社交圈。如此，孩子會在不知不覺中，擺脫了頻尿的束縛，自然地痊癒。

心因性嘔吐症

有不少噁心或嘔吐的症狀，是由於心理的原因及感覺刺激所造成的。其中，嬰幼兒因心理因素導致心因性嘔吐的病例，也時有所聞。一般也稱為神經性嘔吐症或習慣性嘔吐症。

大部分的情況是，在突然的狀況下發生嘔吐，如果仔細回想孩子當時的精神狀態，不難找出導致嘔吐的誘因。緊張、不安、興奮……任性慣了的獨生子女，在學校裡不能順心時，也會引起嘔吐情形。

另外，母親強迫小寶寶喝奶，而使他討厭牛奶；若情況更嚴重，只要寶寶看到奶瓶，就會開始嘔吐。此時，有必要反省一下自己在育兒方面有沒有什麼問題。

血液的疾病

維他命K缺乏症

維他命K是凝固血液、止血的主要成分，如果缺少了它，會造成出血不止的現象。新生兒維他命K缺乏症，是最容易侵襲出生後一個月的寶寶之可怕疾病。它會引起顱內出血、導致死亡，也會造成腦性麻痺的後遺症。因為母奶當中的維他命K含量較少，所以，罹患這種疾病的孩子幾乎是哺餵母奶的嬰兒。

這種可怕的疾病，可以藉著給新生兒服用維他命K，以達到預防的效果。現在有許多的婦產科醫院，會給新生兒或即將出院的小寶寶服用維他命K。一般的小兒科醫院，也有類似的醫療服務。

貧血症

造成幼兒貧血的主要原因是，缺乏製造血紅素的原料——鐵分，而導致缺鐵性貧血。發生在幼兒身上的貧血症，一般稱為斷奶期貧血，也可稱為缺鐵性貧血。

當寶寶仍在母親的體內時，可以直接從母親的身上獲得鐵質，並儲存於肝臟，直到出生。等寶寶呱呱墜地之後，就得靠這些鐵分，應身體的需求而造血。可是到了六、七個月大時，寶寶從母親身上帶來的鐵分即告使用殆盡；又加上寶寶的身體有了顯著的發育，使他更需要鐵質。如果在此時能夠順利以斷奶食品補充營養，當然不會構成健康上的問題。但如果不是如此，會造成寶寶缺鐵而導致貧血症。尤其是早產兒及始終無法斷奶的寶寶，最容易罹患這類的貧血症。

有些母親會只憑著孩子的臉色蒼白，就認定孩子貧血，這是錯誤的觀念。只有在檢查血液之後，判定紅血球或血紅素不足時，才是真正的貧血。當孩子的臉色不好時，可以把他的眼瞼翻開檢查，如果顏色紅潤均勻，就不是貧血症。

對於治療缺鐵性貧血，只要按時服用鐵劑即可，但重要的是日常的飲食習慣。平常應多餵寶寶吃蛋、肝、菠菜、紫菜等高鐵質與蛋白質的食品，可自然地消除貧血症。

除此之外，也有因為其他的疾病而造成的貧血症，不過這種情況極少見。像有胃潰瘍、十二指腸潰瘍的患者，在出血時也有貧血的傾向。其他如因感染症所引起的免疫性溶血性貧血及因骨髓機能退化所導致的再生不良性貧血或白血病等，都會引起嚴重的貧血。在這種情況下，要一邊治療造成貧血的疾病，一邊治療貧血。

幼兒的癌症

白血病

在幼兒的癌症病症當中，白血病約占了半數。這是因為告訴血液的骨髓發生了某種異常變化，使白血球因此而癌化，其真正的原因，至今尚未明白，不過據醫學界的瞭解，它與遺傳、病毒及放射線等有很密切的關係。

當血液中的惡性細胞增加時，正常的血液細胞會因此而減少，伴其而至的，是各種症狀的出現。由於紅血球、白血球、血小板劇減，而使患者有貧血、發燒、出血等症狀。而且癌化的白血球會隨著血液的流向，侵入各處的器官及組織，發生了各種病變。

幼兒的白血病與成人的不同，多半是急性白血病，以三歲左右的孩子罹患率最高。

其主要症狀為臉色不好、容易疲倦、有發燒現象、關節部位疼痛、頸部的淋巴腺發炎等感冒也有的症狀，其他還有大量的鼻血、皮膚表面有很大塊的出血斑、肝臟及脾臟也有腫脹的情形。可是，即使有這麼多的症狀，也不能一口咬定就是白血病，它需要經過詳細的血液檢查以後，醫生才能夠下診斷。

如果家中的寶寶總是持續著感冒症狀而未見好轉、莫名其妙地長出痣來、或是有任何的可疑症狀時，應立刻送去給小兒科醫生診察。

最近因為醫療技術提升，使得治療效果比率增高。總之，早期發現、早期治療是最重要的原則。若孩子不幸罹患了白血病，要抱著希望、與醫生並肩作戰。

腦腫瘍

腦腫瘍的發生率僅次於白血病，占幼兒癌病當中的二十％。是指頭顱內的腦與其周邊組織形成的腫瘍。但是，並非所有的腫瘍都是惡性（癌）的，也有不少是良性腫瘍。

不管怎麼說，腦腫瘍是因為在頭顱內長出新的物質，所以腦壓會相對地增高，而引起頭痛、嘔吐或痙攣等症狀。除此之外，依腫瘍的發生部位不同，會出現各種特有的局部症狀，例如：運動機能失調、視力障礙及意識模糊等。可是由於乳幼兒的頭蓋骨較軟，不像成人一般有明顯的腦壓亢進等症狀。

如果孩子沒有發燒症狀，卻持續著頭痛與嘔吐時，應及早送去看醫生。二周歲以前的乳幼兒若頭部比其他同齡的孩子大、又礙於行走時，也有必要送醫檢查。

腦腫瘍的治療方法是施行外科手術，但若發生的部位無法施行手術摘除時，就必須改用放射線及服用抗癌劑的方式治療。現今因為顯微手術的醫療技術進步，所以，腦部的手術也比以往安全多了。如果是良性腫瘍，摘除之後不至於舊疾復發的憂慮。

神經芽腫

是一種由副腎或交感神經節發生的癌症，是在幼兒的腹部癌當中最多的一種惡性疾病。這種疾病常見於二歲以下的幼童身上，而且很快的會轉移到骨、淋巴腺、肝臟等，是一種相當可怕的癌症。

這種腫瘤的特徵是腹部會出現硬塊，如果小寶寶的肚子長出硬邦邦的腫塊，請您一定要注意一下。有時候癌細胞會轉移到骨骼、眼窩，使眼睛突出。

最近，因為全面為新生兒做篩檢工作，所以，能夠在初期就發現了這種疾病。由於神經芽腫會在尿液中大量排出ＶＭＡ的代謝產物，因此，可利用尿液檢查，協助醫生的診斷及治療經過的判斷。

ＷＩＬＭＳ氏腫瘤

由於這種疾病是由一位醫學博士Wilms氏所發表，所以用他的名字稱呼病名，一般也稱為腎臟癌。大部分的患者只有一邊有腫瘤，也有少數的情況是兩邊都有，通常受到遺傳的可能性很高。

主要的症狀除了腹部膨脹外，有時候也有血尿、腹痛、便祕、下痢、發燒等症狀。但大多數的情況都沒什麼明顯的症狀，很容易因發現太遲而延誤病情。

像這種先天性的疾病，經常是家人為幼童洗澡時，才發現腹部的圓形硬塊。由於癌細胞很容易轉移到肺部，所以，必須在初期就要發現它的存在。

雖然同樣是癌症，但這種疾病的癌細胞轉移速度要比神經芽腫要慢得多了。所以，只要早期作正確的診斷和適當的摘除手術、化學治療等，都有治癒的希望。

網膜芽細胞腫

是一種眼癌，發生在網膜的部位，並且在眼球內長出黃白色的腫瘤，而使患者的視力逐漸減退。有只有一隻眼睛罹患此病的病例，也有兩眼同時都有網膜芽細胞腫的病例，這種疾病多和遺傳有關。

若腫瘤愈來愈大，從暗處看起來，孩子的眼睛會像貓眼般的發亮。這是因為網膜受損而產生的光線反射現象，如果發現孩子有這種症狀，請務必送醫接受診察。由於不醫治會致命，所以，通常只要一發現症狀，便立即施行眼球摘除術。症狀較輕微者，也有採用放射線治療及化學藥物治療的方法，使患者能保住眼睛。

傳染病與感染症

突發性發疹症

出生六個月以後的孩子最常發生，初期症狀是發燒，約三九～四十度左右，但是，沒有感冒流鼻子、咳嗽等症狀。

如病名所示，孩子突然發高燒，並且持續三～四日。等退燒過後，身體、頸部都會出現麻疹樣的細小疹子。經過二～三日之後，發疹現象即會消失。

當寶寶發高燒時，會感到很不舒服而磨人，食慾與睡眠均會受到影響。其中，也有因為突然發高燒而引起發燒性痙攣、頸部淋巴腺腫大及下痢等症狀，可是不會引起其他的併發病，是一種不必擔心的疾病。

其感染源是濾過性病毒，至於感染途徑至今尚未清楚。但是，傳染力不大，而且一旦罹患了突發性發疹，就具有避免再度被感染的免疫力。對於這種疾病，不需什麼特別的治療，只是發燒比較容易散失水分，在孩子發病期間，應多餵他喝白開水、果汁、茶等，以補充水分。

麻疹

最近因麻疹疫苗接種的普及，使得罹患麻疹的病例愈來愈少見。但它並沒有完全絕跡，對幼兒而言，仍然是一種相當重大的疾病。

病原體是濾過性病毒，藉由飛沫感染而發病。其傳染力極強，最容易傳染的時期是發疹的前後四日。即使是孩子們才玩耍了一會兒，也會很輕易地傳染給別人。可是如果把孩子給家中有麻疹患兒的人抱，不會受到傳染。因為只要麻疹病毒一離人體，就會立即死亡。

出生後六個月以內的乳兒，因含有由母體帶來的抗體，比較不容易感染。此時期以後的幼兒最容易出麻疹，但只要發生過一次，即可獲得終生的免疫力。

潛伏期約十日。發病的初期症狀是發燒、咳嗽、打噴涕、流鼻水、長眼屎等疑似感冒的症狀。其中有些孩子只有輕微的感冒症狀，發燒也不是到了高燒的地步，所以仍繼續上學，而學校就成了病毒傳播站。此時期（黏膜炎期）的特徵是，口腔內的臉頰黏膜上會出現罌粟狀的白色斑點（柯普立克斑），此種症狀有助於麻疹的早期診斷。

黏膜炎期的發燒症狀約持續三～四日，退燒之後不久又會再度發高燒，同時皮膚會開始出現發疹的現象。這個時期是最難受的階段，發高燒到四十度也不稀奇，有些孩子甚至會因此而引起痙攣現象。

發疹是從耳後的部位開始，然後轉向臉部、逐漸漫延到全身。原本像小米般大小的紅疹子也漸漸變大，變大的疹子即互相連接，成為斑紋狀的疹塊。此時，孩子的身體就好比多島嶼地圖一般，海的部分可代表正常的皮膚。

發疹後三～四日開始，即進入復原期。一般的症狀也漸漸地好轉，麻疹的顏色會逐漸地退去，暫時留下色素沈澱的現象，約十日左右，這種色素沈澱全部消失。

雖然退燒了，也不可輕忽大意，先讓孩子靜養一星期吧！由於生了一場大病而消耗了不少體力，所以在發疹期間，容易引起支氣管炎、肺炎及中耳炎等併發症。也有引發腦炎的病例，不過機率極小。

在醫學進步的現代社會，仍然找不到對付麻疹的特效藥，所以，醫生也只能對症下藥，減輕患者的痛苦。最基本的，還是得安靜休息。保溫也是件重要的事情，但太暖和也不太好；發高燒時，可用冰枕冷敷頭部。偶爾也要替房間換氣，讓新鮮空氣流進屋內。由於在發疹期間之內腸胃也會長疹子，孩子會食慾不振。可在這段期間餵孩子吃流質食品，如冰淇淋、布丁、水果等皆可。

想讓您的寶貝免於這種病痛之苦，別忘了替他接種麻疹的血清。一般而言，孩子在出生後一年半～三年之間，是最適合接種的時期。雖然仍有些微的發燒、發疹等副作用，卻不必擔心。另外，要注意的是，不要讓沒有得過麻疹的人進入麻疹患者的病房。

風疹

又稱為三日麻疹，因症狀似輕微的麻疹，約三～四日即可恢復正常而得名。正在幼稚園及小學就讀的幼童最容易發生，嬰兒卻很少見。發疹一次之後，即可終身免疫。有很多孩子在受到感染之後，卻沒有發病，而在不知不覺中有了免疫力。

風疹的病原是風疹濾過性病毒，藉由飛沫感染而發病。其潛伏期約二～三週，初期的症狀是輕微地發燒（也有沒發燒的病例）和發疹。雖以臉部為中心，散布至全身各處，但其程度很輕微，大約只須一、二天即告消失，且無色素沈澱的現象。

另外，這種疾病的特徵是，耳後、頸部及腋下的淋巴腺會腫大，其他也有眼睛充血的情形。

幼兒性風疹不需特別的治療，只要向學校請三天假，保持安靜即可，並且要讓孩子攝取均衡的營養。另外，有些孩子也會因為風疹而引起紫斑症。

風疹和麻疹比較起來，傳染力很弱，而且也幾乎沒有併發症，是一種不必擔心的疾病。但是，孕婦若罹患了風疹（特別是五個月以內），生下的寶寶可能會產生心臟畸形、水腦症、白內障等先天性疾病。因此，在印象中沒有得過風疹的女性，或是沒有接種疫苗的女性，在受孕之前一定要檢查有無抗體。如果沒有免疫力，最好先避孕一段時日（接種之後，約需二個月），接受疫苗接種。

水痘症（水泡）

水痘幾乎是人人必得的流行感染症。它是藉由濾過性病毒的飛沫感染而發生的疾病。因為水泡內含有濾過性病毒，所以，水泡內的汁液也具有傳染性。由於其傳染力很強，因此，家中若有小孩罹患水痘症，一定會傳染給其他的兄弟姊妹，尤其是六個月以後的乳幼兒，最容易受到感染。

其症狀為輕微的發燒，同時從身體表面開始發疹，但有些孩子並沒有發燒的症狀。發疹的部位及數量，視每個孩子的體質而異，其最大的共通點是，口腔內的黏膜和頭皮等都會出現發疹現象，而且有搔癢感。

初期的發疹症狀是紅色的斑點，不久即遍布全身、變成水泡。過一、二天，等水泡乾燥之後，即形成了瘡痂，從發疹到形成瘡痂，需要三～四日，但是，疹子會不斷地長出來，所以，會出現疹子、水泡及瘡痂一起出現的現象。

瘡痂本身並沒有病毒。因此，傳染給別人的時間，只要在長疹子至形成水泡之間的時期而已。為了防止傳染給其他的孩子，在寶寶尚未完全長出瘡痂之前，切勿讓他和朋友玩耍或與外界接觸。

這種疾病的發燒症狀不是很明顯，所以，孩子看起來比較健康，食慾也不錯。可是，因為搔癢感十分強烈，最好在搔癢處塗抹抗組胺劑，以抑制搔癢感。為了防止寶寶抓破水泡而引起二度感染，請務必勤於幫他修剪指甲，每天要更換內衣褲，以保持患部的清潔。

若口腔內膜也有發疹，影響了食慾的話，應下工夫做一些比較可口的菜。瘡痂要完全脫落、治癒，需二～三週。

流行性耳下腺炎

這是在冬春之際最容易在幼童之間流行的感染症。其症狀是突然發燒、食慾不振、耳下腺腫脹、觸壓時有疼痛感等。由於出生後六個月以內的嬰兒，從母體身上得了抗體，所以，幾乎都不會感染到這種疾病。而且只要一次感染到這種疾病，終生都有免疫力。

一般而言，年紀愈大的人若罹患了耳下腺炎，病情會比幼兒更嚴重。若發病期在青春期以後，男孩會引起睪丸炎，女孩會引起卵巢炎，據說甚至會導致不孕症。但是，有許多病例證明，這種說法未免過於悲觀。

耳下腺炎是一種因耳下腺炎濾過性病毒的飛沫傳染，經由鼻或喉嚨入侵人體，所引起的疾病。經過二～三週的潛伏期之後，患者才開始發燒等症狀的出現。觸壓患部或張嘴時，都有疼痛感。有時候還沒發燒就會有耳下腺腫大的現象；也有在發燒之後，才開始發炎的病例。這種疾病通常是單側的耳下腺腫大，但也有兩側同時發生的情況。不管是哪種情況，其發病後的免疫效果都一樣。有時候，也有引起顎下腺腫大的病例，但不多見。單側發炎約三～四日即會自然消腫；而在兩側都有發炎的情況下，則需七～十天，才會完全消腫。

一般而言，幼兒性耳下腺炎，不必特別處理。但有時候會併發胰臟炎及髓膜炎等，所以在發燒期間，應讓孩子臥床休養。另外，最容易傳染的時期是發病前三天到消腫的這一段期間。最好向學校請假，讓孩子在家休養。

若耳下腺腫痛時，須用冷敷或熱敷的方法，儘量使孩子舒服些；張開嘴會有疼痛感時，須給孩子吃稀飯等容易消化、柔軟的食物，有時候可以給予牛奶等流質食物。如果孩子在臥病當中，有強烈的腹痛、頭痛或嘔吐現象時，很有可能引起了急性胰臟炎或髓膜炎等併發症，應立即送醫接受診察。

百日咳

這是由於患者因咳嗽或打噴涕時，排出百日咳菌而引起的感染症，因為它有異於一般感冒的長期性咳嗽症狀，因此，而得百日咳的病名。由於預防接種及抗生藥物的普及，可以減少這種疾病的傳染力。但是，有些人畏懼預防接種所引起的副作用，不願接受預防接種，而無法根絕這類疾病的發生。百日咳多發生在學齡前的幼兒身上，若年幼的乳兒罹患了這種疾病，可能會陷入窒息的狀態，不可大意。

當患者受到感染約一～二週以後，會持續二週左右的一般感冒症狀，逐漸的咳嗽會更加劇烈。特別是在夜晚，此種傾向特別明顯，即使用了止咳藥也毫無效果。不發燒也是它的一大特色。這段時期，是傳染力最大的時期。

不久，即開始發作其特有的痙攣性咳嗽，其咳嗽聲短而急促，且有呼吸困難的現象，以及會發出像吹笛般的特有吸氣聲。如此持續了幾分鐘之後，就會吐出黏巴巴的痰液，而暫停了咳嗽現象。發作時，患者的臉會脹紅，有時在連續反覆性的咳嗽後會嘔吐；乳兒甚至會引起窒息、痙攣等病狀，其危險性之高可見一斑。

如果在早期的感冒症狀期就發現，不必等到惡化成百日咳，即可治癒，使用抗生素對此時期的症狀十分有效。

在家中必須注意的是，儘量降低孩子咳嗽發作的機會，以防止患者體力消耗過多。這也是預防其他併發症的最佳方法。

在病人的房間裡，要注意勿使室內過於乾燥，要經常替房間換氣，使患者能呼吸到新鮮的空氣。另外，要避免強烈的溫差。至於進食問題，應餵孩子吃容易吞嚥且營養價值高食物，最好以少量多餐的方式進行。

預防百日咳有接種疫苗，通常出生後三個月大的嬰兒，即開始接種破傷風、百日咳、白喉等三種混合疫苗。一定要儘早讓寶寶接種，以免孩子受這種病痛之苦。至於沒有接種疫苗的孩子，儘可能別讓他靠近患有感冒的孩子。

猩紅熱（溶血性鏈鎖球菌感染症）

是一種由溶血性鏈鎖球菌的細菌，藉著口沫傳染（也有藉由傷口傳染的病例）所引起的感染症。溶血性鏈鎖球菌會引起扁桃腺炎等疾病，是一種極常見的細菌。但是，若繼續感染下去，會衍生出像猩紅熱菌般所產生的發紅毒素，引起了猩血熱等病症。這種疾病很少發生在一歲以下乳兒的身上，經常發生在幼兒期至學齡期之間。由於拜盤尼西林等抗生素問世之賜，很少有到病情嚴重的地步。

患者在受到感染之後，經過三～五天的潛伏期，即開始呈現發高燒、喉嚨痛等症狀，體溫會高達三九度左右，有時候會嘔吐、下痢。發燒後十二小時以內，患者會產生粟粒狀的紅色小斑點，然後遍布全身，只有嘴唇四周呈正常膚色。此外，患者的舌頭上會產生草莓般的顆粒。

普通在一週以內會退燒，最快也需要二～三天。在退燒的同時，發疹現象也平息下來了。不久，發疹部位會產生特異的皮屑而痊癒。

如果護理失當，可能會引起中耳炎、風濕熱、急性腎臟病等併發症，故不可輕忽大意。

最近，由於在初期階段即施以抗生素治療，使沒有住院接受治療的案例增加了許多。但是，為了避免往後有後遺症的麻煩，最好還是住院接受徹底的治療。

如果在家療養，請務必遵照醫生的指示。在發燒期間裡，應讓孩子安靜休養，並不要讓他接近其他的孩子。而且患者所使用過的餐具，也要徹底消毒，以免傳染給家人。

手、腳、口病

是一種五歲以下的幼兒常見的疾病，為夏季感冒的一種。其症狀如病名，手掌、腳底及口腔內，會長出含水的疱疹，而且只在每年的夏季流行。其感染途徑是由哥薩克濾過性病毒經口沫傳染所致，有時候是因為糞便經由口腔而受到感染。

經過三～六日的潛伏期之後，臉頰內側、牙齦、口腔內側等處，會長出一粒粒的水泡，如果弄破就會造成潰瘍。至於發疹的部位，可以不去理會它，因為會被自然地吸收而萎縮，大約只要一週左右即可恢復正常。通常發燒的程度輕微，幾乎到了感覺不到的狀態。但也有些孩子會發燒至三八度，且持續二～三天才會平息。

這種疾病即使沒有特別的治療，也能自然痊癒。只是在口腔內有潰爛情況時，應避免讓患者吃燙的或辛辣物，多準備一些容易吞嚥的食物比較好。

疱疹性口腔炎

是一種流行於乳幼兒之間的夏季感冒，通常盛行於春夏之間。病因乃受到哥薩克濾過性病毒的飛沫感染所導致的，患者在被感染之後，口腔內的黏膜上，會長出一粒粒微小的水泡。有時候也會經由口腔感染而發病。

患者在被感染之後，經過二～四日的潛伏期，會突然發高燒至三九度左右。而且喉嚨疼痛、口腔深處長出一粒粒的小水泡，其中也有破皮、潰爛的情形。這種疾病和感冒一樣，沒有特效藥。發燒大約經一～三天即告退燒，約四～五日，最遲一週之內，即可完全康復，不必擔心有什麼後遺症。

由於口腔內有水泡及潰爛處，一接觸到東西就會有刺痛感，所以，要避免口味太重的飲食。

傳染性紅斑

主要發生在春季，是流行於幼稚園及小學的輕微傳染病。由於紅斑導致雙頰緋紅，因此有蘋果症別稱。二歲以下的幼兒，不太容易感染到這種疾病。致病的原因仍不太清楚，可能也是一種濾過性病毒。若要論及其主要症狀，也只有發疹而已。大多數的孩子不會發燒，就算有也不會超過三八度，而且不出二天就退燒。

經過十～十四天的潛伏期之後，首先會在兩頰出現紅斑。而且臉上發疹的部位僅限於臉頰，額頭上僅有少數的疹子，嘴唇四周則完全不長。經過一～二天之後，漸漸地漫延至臀部及四肢，出現了大小不一的紅色斑疹。

這種紅斑大約一週左右即可消失，但若是曬太陽、泡澡或受到摩擦之後，消失的紅疹子可能會再度出現。其復原情況良好，而且傳染力不是很強，不需要特別的治療。如果有發燒現象，就讓孩子安靜休息；癢的話，就為他塗上止癢藥。

游泳池病毒熱

是一種流行於盛夏與秋初之際的疾病，主要患者為幼兒及學童，是夏季感冒的一種。如其病名，因為大部分的患者是在游泳池受到感染，故有這樣的名稱。其病因是濾過性病毒Ⅲ、Ⅶ、XIV等，通常是從眼、口侵入。

其症狀是突然發高燒，而且會持續四～五天；喉嚨紅腫，在疼痛的同時，大都會引起結膜炎而眼睛紅腫。有時候也伴隨著腹痛、嘔吐、下痢等腸胃症狀而來。

雖說沒有特別的治療方法，可是在發燒時，應給患者墊冰枕，讓他安靜休息。並且要準備容易吞嚥、營養的食物，以免孩子體力不支。這樣一來，大約一週之內即可康復。

對付這種疾病，首重預防。在流行期裡，不要去不清潔的游泳池戲水；去游泳池時，要養成每個孩子都有自己專用毛巾的習慣，切勿與其他的孩子共用毛巾；從泳池內出來時，要確實做到清洗眼睛、漱口等衛生工作。在家裡，應把患者所使用的毛巾和臉盆，和家人所使用的分開。如果乳兒不幸罹患了這種疾病，很可能成為引起肺炎或下痢等疾病的原因，儘量不要讓他接近患者。

結膜炎（流行性結膜炎）

結膜炎是一種眼部的結膜發炎的疾病。但若是在患者當中，有因眼白充血而變紅、分泌出大量的眼屎、因眼瞼腫脹而無法張開眼睛等症狀時，則為Adeno濾過性病毒所導致的流行性結膜炎、流行性角結膜炎。

如果病情嚴重到這樣，即使使用含有硫磺或抗生素的眼藥，也沒有效。如果患者是乳兒，有可能引起角膜潰瘍，導致視力受損。雖說這種情況很少見，也不要因症狀輕微而忽視，還是送去給眼科醫生治療比較安全。

流行性結膜炎是一種傳染力很強的疾病，只要家中有一個人受到感染，很可能會傳染給家中的每一個成員。因此，要經常用肥皂洗手，並且把毛巾煮沸消毒，還要將患者使用的盥洗用具與家人使用的分開。

耳、鼻、口腔的疾病

急性中耳炎

中耳炎是因為鼓膜內的中耳腔黏膜發炎所引起的疾病，急性中耳炎多半是由感冒所引起。它是由喉嚨或鼻子經由耳道，在中耳部位引起了細菌感染而發病。

由於嬰幼兒的耳道既粗又短，容易引起中耳炎，所以，當寶寶因感冒發燒、器聲異於平常時，有必要把它當作是急性中耳炎。若是二～三歲的幼兒，則會表達他耳朵痛，但是，嬰兒卻不會。此時，可以壓壓看孩子的耳朵，如果他痛得哭叫、頻頻搖頭，很可能是罹患了中耳炎。

除了耳痛、發燒以外，還有食慾不振、嘔吐、下痢等症狀。但是，乳幼兒通常只表現出不舒服的程度而已，並沒有很明顯的症狀。因此，往往在鼓膜破裂、流出膿汁之後，才知道是中耳炎的病例也不少。

在病情輕微、沒有流膿之時，只要用抗生素即可治癒。但是，如果已經嚴重到化膿的情況時，則需切開鼓膜取出膿汁。被切開的鼓膜孔，在中耳炎治好之後，即可癒合，不會影響到聽力。

如果急性中耳炎沒有完全根治的話，會慢性化、變成習慣性的流耳漏（從中耳流出的積膿），最後導致重聽。因此，罹患中耳炎時，切勿貿然自己治療，一定要接受耳鼻喉科的專門醫生治療。此外，在康復以前，要控制入浴方式，而且不要猛力地擤鼻涕。

外耳炎

鼓膜以外的部分稱為外耳，當外耳受到細菌感染、化膿時，則是外耳炎。外耳道皮膚的腺組織及皮脂腺等，因細菌化膿而造成的外耳道炎，也是外耳炎的一種。

有外耳炎的患者，其患部會腫脹，並且有灼熱感。由於有強烈的刺痛感，所以感覺很不舒服，即使是輕微的觸碰，也會引起劇痛。

過了三～四天之後，患部會破裂流膿。流膿之後雖然可緩和疼痛，但取而代之的卻是難忍的搔癢感。因此，在完全康復以前，要注意不讓患部被碰觸到。

當患部腫脹、有灼熱感且疼痛不已時，可以用濕毛巾冷敷，緩和一下。若有耳漏現象時，要用消毒藥把患部四周擦拭乾淨，但要注意不要摳耳朵。

在初期症狀時，只要服用抗生素及塗藥，即可平息病情。但是，若到了化膿且疼痛不堪的地步時，要藉著開刀將膿汁清除乾淨，否則只會繼續惡化下去。

為了有效地防止外耳炎，平時不要用力挖破耳朵或用不潔的手指摳傷耳朵，並且要注意游泳之後的善後工作。

重聽

聽不清楚聲音即是重聽，如果沒有注意到孩子重聽的情形而拖下去，會導致語言學習方面的障礙，使孩子不會說話。所以，及早發現、尋求應對之道，是為人父母責無旁貸的工作。像叫名字也不回頭、對有聲音的玩具及電視的聲音完全沒反應的重度重聽，能夠很快地發覺。但是，在輕微重聽的情況下，比較不容易發現。

在嬰兒時期裡，由於在家中經常和家人面對面，只要借助表情與動作，就能達到溝通的效果，父母很難發現異狀。等到寶寶能夠步行、外出遊玩或開始上學時，從遠處叫喚沒有反應，或是動作比別的孩子慢半拍時，才發現問題嚴重了。

總之，要仔細觀察寶寶的一舉一動，只要稍有可疑之處，就應及早送醫接受檢查。

重聽可大致區分為傳音性重聽及感音性重聽。傳音性重聽是因為傳達聲音的器官，外耳、鼓膜及中耳發生故障所引起的疾病。例如，當耳垢堆積太多、堵住外耳道而形成耳垢栓塞，或是罹患中耳炎時，會引起重聽。負責平衡中耳腔及外界氣壓的耳管發生病變時，也會有重聽現象。學童最常見的重聽是由腺樣增殖症引起的，有這種疾病的孩子，由於耳管變窄而造成重聽。像這些傳音性重聽，只要病源根治了，聽力就有可能恢復正常。

感音性重聽是由內耳或內耳到大腦的神經系統疾病所引起的。頭部遭遇外傷、遺傳、鏈黴素所引起的副作用、耳下腺炎等濾過性病毒引起的疾病所造成的重聽，皆屬於此類。

感音性重聽不太好醫治，但最近因為醫學發達，只要早期發現早期治療，治療的可能性也逐漸提升。而且就算無法完全治癒，也可以利用現有的聽力，教導孩子開口說話。雖然重聽不至於造成智能減退，只要及早發現、及早訓練，再配合助聽器的協助，即可讓孩子能講出話來。

如果到了上小學的年紀才發覺，就太慢了。最遲也要在三歲以前開始訓練，以免錯過了最好時機。

扁桃腺炎

當我們把嘴張開，可以看見懸雍垂的兩側，由淋巴腺組成的扁桃腺（口蓋扁桃腺）。扁桃腺若受到濾過性病毒或細菌感染而發炎，則為扁桃腺炎。

扁桃腺決不是毫無用處的長物，對於免疫力特別差的乳幼兒而言，扁桃腺具有重要的生物體防禦功能。可是事實上，它同時也是最容易受感染、發炎的器官。

扁桃腺炎多半隨著感冒等疾病而至。患者突然發高燒之後，隨之而到的是喉嚨痛，此時若張嘴一看，便可知道扁桃腺既紅又腫。如果症狀再惡化下去，連扁桃腺的四周也會受到波及而發炎，其表面的凹陷部位有時候會出現膿瘍，體溫高達三九～四十度，頸部及下顎的淋巴腺會腫大。

一般而言，發高燒時的全身症狀比較輕微，而且精神狀況也較好，只要服用退燒藥及抗生素藥物，大約二～三天即可退燒。但其中也有在退燒之後的二～三週之後，引起急性腎炎及風濕熱的病例，所以，及早治癒扁桃腺炎很重要。

在喉嚨發炎的期間，由於固體食物會引起刺痛感，最好準備牛奶、湯、豆腐等清淡且容易吞嚥、容易消化等營養價值高的食物，冰淇淋和凍布丁也可以。

另外，為了防止房間過於乾燥，可以使用加濕器以保持適當的濕度。喉嚨疼痛時，可以用溫毛巾或冷毛巾敷於其上。其實，漱口不但具有預防作用，也有治療效果。在發燒期間，有必要讓患者安靜休養。

上幼稚園以前經常患有扁桃腺炎的孩子，隨著到了上小學的年紀，也因為扁桃腺逐漸變小，扁桃腺炎發病的次數也減少了許多。但是，檢查的結果為扁桃腺的存在對全身有不良的影響時，最好動手術摘除掉。通常以十二歲為界線，在此以後，扁桃腺會逐漸地縮小。

扁桃腺炎肥大與腺樣增殖症

當我們張嘴之後，在懸雍垂兩側所看到的物體，就是俗稱扁桃腺的口蓋扁桃；至於咽頭扁桃（即所謂的腺樣），由於深藏於懸雍垂的內側，即使張大嘴巴也無法瞧見。這些扁桃腺由淋巴腺組織而成，位於空氣出入要塞，扮演著抵禦外敵、保護自己的重要角色。

在學齡前的健康檢查中，母親會因為醫生在診斷書上寫著「扁桃腺肥大」，就立即擔心是否必須立刻動手術摘除。其實，小孩子的扁桃腺本來就很大。

在免疫力較差的幼兒期裡，扁桃腺的免疫機能相當活潑。然而，隨著年紀的增長、因其他的免疫力漸增，扁桃腺的功能即逐漸變小。因此，扁桃腺本身也漸漸縮小。五～六歲到十二歲左右為其高峰，以後即逐漸縮小。

由此可知，幼兒的扁桃腺比成人的還大，也是理所當然的。但是，如果扁桃腺大到堵住喉嚨，而導致呼吸困難、無法順利進食時，會產生營養不良的症狀，不可置之不理。

另外，若一年之內持續好幾次發作扁桃腺炎，也可能會引起其他的後遺症。如果真會發生這樣的問題，就得決定動手術摘除它了。可是對於幼兒而言，扁桃腺在免疫功能上，有相當大的貢獻，最好在三歲之後才讓孩子開刀。

腺樣（咽頭扁桃）隨著年齡的成長而增大，到了六歲左右是它的顛峰期。其大小因孩子的體質而異。也有人只因為腺樣過大，就胡亂地動念頭想把它摘除掉。

可是除非咽頭扁桃大到呼吸困難、嘴裡哈哈地呼吸、弄出很大的鼾聲，或是塞住了耳管導致重聽，不然沒有必要動手術。

如果孩子任意地把電視機的音量調高，或是一直張著嘴，就要注意他是否罹患了腺樣增殖症。

口瘡性口腔炎

口瘡性口腔炎是口腔炎當中最普遍的疾病，由疱疹濾過性病毒感染所引起。患者以幼兒為主，但六～七個月大以後的乳兒也會因免疫力消失而得了這種疾病。

疱疹濾過性病毒是一種有別於其他病毒的病毒，它常年住在人體的細胞裡，平常不會作怪。但如果疲勞過度或發燒、身體狀況欠佳，就會在角膜或口腔黏膜及女性性器官的黏膜上反覆著發炎症狀，並且開始引起了口瘡性口腔炎。

剛開始是發燒，然後身體不舒服、食慾不振，口腔有劇烈疼痛，張開嘴一看，臉頰及唇部內側黏膜、舌頭、牙齦等部位有白色斑點狀的潰爛情形，有時候下顎的淋巴腺也會因發炎而腫脹不堪。

這種疾病在第一次受到感染時，症狀非常強烈，有時會持續高燒一週左右，大概要二～三週才能完全治癒。此後，很可能會在感冒等病癒之後復發，但情況比第一次要減輕許多。

為了保持口腔的清潔，要讓患者常漱口，若治療上有需要，也可以使用藥物。

除了讓患者靜養及注意保溫之外，還需注意飲食的營養問題，以增加患者身體的抵抗力。由於口腔有疼痛感，所以，要避免辛辣、酸性、熱燙等有刺激性的食物，多花些時間做一些容易吞嚥的食物。其實，冰淇淋也是一種富營養價值的食品。

為了防止細菌或黴菌所引起的二次感染，可以定時幫寶寶清洗口腔；對於稍大一些的孩子，可以讓他養成漱口的習慣。

鵝口瘡

當寶寶哇哇大哭時，偶爾會注意到口腔內的黏膜及舌頭表面，有如豆腐般的白斑點。喝冷開水也無法沖淡、消除；若勉強去清除它，下面的黏膜會出血。

這是因為念珠菌感染所引起的疾病。只要有某種機會，例如，用紗布替寶寶擦拭口腔，或是在授乳當中轉動奶瓶等，都有可能造成小傷口，念珠菌即因此而繁殖起來。

念珠菌是一種非病原性的黴菌，它遍布於皮膚、陰道等處。當人的身體狀況衰弱時，它就會在皮膚表面及黏膜組織上大肆繁殖，引起疾病。發生在皮膚表面的是乳兒寄生菌性紅斑，發生在口腔內的為鵝口瘡。

這是一種嬰兒常見的疾病，通常不須特別處理也能夠輕易地治癒，但對於未熟兒及營養狀態不良等抵抗力輕弱的孩子而言，若不立即醫治，可能會使病情惡化。

另外，因長期使用抗生素及其他藥性較強的藥物，而導致念珠菌感染時，請務必告訴醫生詳情。因為有時候可能是因為藥物所造成的副作用。平常要做好乳頭及奶瓶的消毒工作，以防止二度感染。

蓄膿症（副鼻腔炎）

只要說到鼻子不好，最足以代表鼻病的就是蓄膿症。以往，經常看得到鼻子掛著兩條黃膿的小娃兒，近年來，大概因為營養好、抵抗力強，這種孩子已不見了。取而代之的，是過敏性鼻炎的病例相對地增加了。

蓄膿症是因細菌或濾過性病毒感染，使鼻腔至副鼻腔處發炎，導致排出大量分泌物（膿、黏液）的疾病，專業醫生稱為副鼻腔炎。所謂的副鼻腔，是指鼻腔四周的骨頭空洞，每一個空洞都開口向鼻腔，呼吸的分泌物都靠黏膜上的纖毛將之排到鼻腔中。

急性副鼻腔炎多半是因感冒所引起的併發症，除了咳嗽、打噴涕以外，還會流鼻水。因發炎的症狀不同，剛開始是水樣狀，漸漸變成黏液性及黏液膿狀。鼻水從鼻腔排出的同時，另一部分也會從鼻腔流入咽頭，引起多痰性的咳嗽。患者會因鼻塞而不舒服、頭重、記憶力減退，且變得沒有耐性。

由於急性蓄膿症不是過敏性鼻病，所以，比較容易治癒。至於慢性蓄膿症，通常到了小學高年級左右即可康復。

有關其治療方法，除了要醫治感冒，同時也要對鼻塞黏膜發炎處，施以局部治療，或用抗生素噴霧治療副鼻腔炎。如果是慢性副鼻腔炎，則要有耐心地接受定期治療，並要注意勿使病情惡化。

皮膚的疾病

蕁麻疹

蕁麻疹雖說是幼兒罕見的疾病，但是，也有出現在幼兒身上的病例。患者會突然發癢，同時在發癢的部位長出略腫的小紅疹。若搔癢的話，會使這些小紅疹結集成大紅斑，並有增加的趨勢。如果寶寶喊癢，可以脫衣服看看，若胸部及背部有紅色地圖狀的發疹，八成是蕁麻疹。

蕁麻疹的特色是，長出來的小紅疹一定會在短時間之內消失，而且不會留下痕跡。它並不至於有發燒的情形。如果同一地方的發疹，經過長時間而無法消除，就得考慮它是否為接觸性皮膚炎等疾病。另外，有些乍看之下類似蕁麻疹的疹子，也有可能是全身性疾病的症狀之一，要特別注意。

一說到蕁麻疹，就會令人立刻聯想到某些特定食物的元兇（蝦、蟹、魚、肉類等）。但是，有些幼兒也會對自己吃不慣的食物產生過敏，而引起了蕁麻疹。如果是這樣，請照著餵斷奶食品的方式去做。造成蕁麻疹的原因，因個人的體質而異。即使是住院檢查了二、三天，也無法立即找出結論。唯有與幼兒的生活最密切的母親，平日檢查、整理孩子的生活細節，以這些資料與醫生長期合作，才是最好的方法。

至於蕁麻疹的治療方法，一般都使用抗組胺劑。為了防止患者抓破皮、使黴菌侵入，最好經常修剪指甲。如果能夠找出原因所在，並把它排除於日常生活，即可立刻痊癒。

水贅疣（傳染性軟屬瘤）

水贅疣是一種表面光澤、中心似肚臍般凹入、從粟粒狀到大豆般大小都有的傳染性（濾過性病毒）皮膚病，孩子最容易罹患。以在幼稚園、游泳訓練班內最容易受到感染。全身各處都有可能長出水贅疣，但患部不痛也不癢。

若置之不理，其數量會與日俱增。尤其在患有異位性皮膚炎及濕疹的情況下，更會加快其惡化程度，所以，必須兩邊同時治療。至於水贅疣的治療方法，除了一一去除之外，別無化法。若發現有這種疾病，應儘早請皮膚科醫生將之掐出。

幼兒苔癬

是一種發生在乳兒期後半至五、六歲幼兒身上的皮膚病，原因至今仍不清楚。由於冬天較少病例，大部分都發生在蚊蟲孳生的春夏之際，所以，一般人皆認為發病的主要原因是被蟲咬傷，產生的過敏性反應。以往以獨立的病名來稱呼這種疾病，現在卻不常用幼兒苔癬來稱呼它了。

最初是手、腳的部分長出似被蚊子咬傷的紅疹，然後逐漸地隆起成小痘子般的硬顆粒，且出現水泡。非常癢，尤其是在夜裡，更令患者難以忍受。

預防幼兒苔癬的第一步是避免讓寶寶接觸到蚊蟲、狗蝨，若被蚊蟲咬傷，應及早治療，並且遠離會造成過敏的食物。至於在家的注意事項是，把寶寶的指甲修剪整齊，以免抓破患處，並經常保持皮膚的清潔。為了止癢，可以使用抗組胺劑或某種維他命劑，及塗沫含有抗生素的軟膏。

痱子（參照一一一頁）

尿布疹（參照一一三頁）

乳兒寄生菌性紅斑（參照一一三頁）

水泡疹（參照一一四頁）

第五章　養育健康寶寶的基本

家庭醫生的選擇方法、預防接種、家庭護理

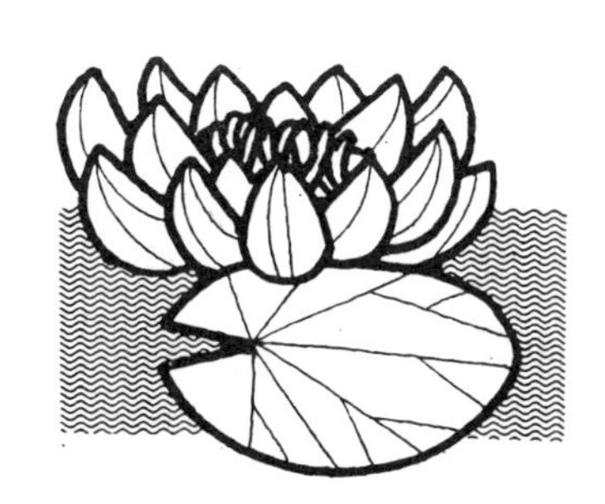

家庭醫生的選擇及求診方式

決定您的家庭醫生

對於一個母親而言，沒有一件事比孩子生病還要更令她操心的了！您可以就近找一位醫生，在您驚慌失措時也有個依靠，以減輕精神上的壓力。

小寶寶並不只是縮小的成人，他還有許多特有的毛病，而且在育兒方面也有許多必須注意處，若附近有小兒科醫院，請該院長做您的家庭醫生是最理想的了。

如果沒有小兒科醫院，幼兒經常求診的內兒科也可以。在許多醫院的看板上，會很明顯地標示著醫生的專攻。如果順序為「小兒科、內科」，則該醫院的專攻是小兒科；如果恰好相反，則醫生的專攻是內科。可是，與其花上三十分鐘以上專程帶寶寶上小兒科醫院，不如到附近的內兒科求診，以減少孩子體力上的負擔。

有很多母親會請有專門醫科的醫院，做患有先天性疾病或過敏性體質的寶寶的家庭醫生。在這種情況下，如果就近請一名非常瞭解孩子的狀況的醫生協助，在緊情況時非常有幫助。

相反地，一名好的家庭醫生，在有必要做大型檢查或住院的情況時，會馬上介紹家屬一家適合的醫院。若是慢吞吞且拖延時間的醫生，就得小心注意了，應該考慮重新找其他好的家庭醫生比較保險。

一旦決定了家庭醫生，往後的幾年都必須保持連絡，所以，您必須和家庭醫生建立互信互賴的關係。一開始就瞞著家庭醫生，直接帶孩子到大醫院求診，並非明智之舉。

夜間或假日裡突然生病時

家庭醫生也有他個人的生活時間，應儘量避免在夜間或假日裡打電話，求教或按鈴求診之類。因此，在假日之前要特別注意寶寶的狀況。如果有任何異常現象，可以儘早送醫。當然，在醫療時間以外的時間求診，費用也和平常不一樣。

原則上，最好避免打電話諮商的行為，但是，在有些已求診過的情況下，家屬可以利用電話與醫生商量，所以，最好先確認一下。

與起等到孩子生病之後，才慌慌張張地送醫求診，平常就要仔細觀察孩子的一舉一動，當然比較能和醫生做好有效的溝通。因此，即使身體沒有任何異狀，也要在生產以前，每個月定期做一次的育兒諮詢、接受健康檢查，以確保能夠養育出健康、活潑的孩子。

如何與家庭醫生做良好的溝通

初診時一定要準備好育兒手冊

小娃娃自己無法說出病痛的症狀，所以，母親必須扮演寶寶與醫生之間的溝通管道。尤其是在初診（指某一種疾病第一次求診的記錄）時，最好是媽媽拿著育兒手冊，親自帶著寶寶去看醫生。

若先把以下的各事項整理好，便能夠抓住要領說話。

體溫　前一天晚上、今天早上及平時的體溫。

食慾　食慾不振或大增，或是和平常一樣等。

情緒　和平常一樣或情緒不好。

尿液、糞便、嘔吐、咳嗽、發疹　等症狀。
藥物　在已經服用過的情況之下，要記錄何時、藥名。

為了不影響醫生的診察，要確實遵照指示行事

有些愛兒心切的母親，往往因自己的任意判斷，就停止讓寶寶服用醫生開的藥方，或只讓他服用一種藥物。這麼一來，醫生會以為孩子吃了藥仍然未見效，或許是有其他的疾病，而很容易造成誤診。

另外，即使症狀已經消失了，體內的細菌依然在作怪，如果此時停止讓孩子服藥，毛病可能會再犯。如果擔心醫生開出來的藥方有副作用，不想讓寶寶服用，就得老實說出來，如此，醫生也會盡力去配合家長的要求。

如果醫生有指示下次門診的時間，即使您以為孩子已經痊癒了，也要在指定的時間裡回去接受診察，以確認是否沒問題了。相反地，當孩子的症狀有了激烈的變化時，即使醫生指示隔日門診，也得立刻送醫求診。對於一位母親而言，照顧孩子也是生活上的重點。

對寶寶及母親而言，在身體不舒服時，又得在候診室等個老半天，的確使人身

心俱疲。如果孩子的症狀不是很緊急，可以先打電話到醫院問問病患是否很多，以確定何時去比較好。但是，醫院經常人手不足，應儘量控制一些無關緊要的電話。只需稍微留意一下，就可以知道該醫院的擁擠時段及星期幾比較多人之類的訊息。一般而言，週一和週日早上，病患特別多；而雨天或是久雨初晴的當天早上，求診的人會比較少。

至於掛號方法則因醫院而異，有的可以電話預約時間，有的一定要到服務台親自辦理。如果想要減少寶寶的候診時間，母親可以先到醫院掛號，算算時間到了才帶寶寶出門。

如果領藥需等一段時間，可考慮一下到領藥窗口先向醫護人員報備一下，先把孩子帶回家休息，再折回醫院領藥。

如何留意求診的禮節

帶寶寶上醫院時，應讓他穿可以解扣子、容易穿脫的衣服，以節省問診時間。當孩子被放在診療台上時，穿脫衣服的工作應該由母親來做。雖然有些母親只是站在一旁看，全部都交給醫生及護士處理，但自己做不但母親放心，寶寶也安心。

當寶寶發疹時，有可能會傳染給其他的孩子，因此在求診之前，應先要求醫院另闢一間候診室。

相反地，若鄰座的孩子有咳嗽症狀，也不要表現出露骨的不悅態度，可以逗弄孩子，要不就站起來走一走，以轉移注意力。幼兒有許多疾病，是在候診時被傳染的，因此，母親要多運用巧思，以保護自己的小寶貝。

有的孩子會在候診時等得不耐煩，而大叫或在地上爬行、玩耍。所以，最好也帶著他所喜愛的玩具，多陪他說話，並且唸故事書給他聽，讓寶寶不會感覺無聊。

看病時最好固定用一個手提袋裝好下列物品（打預防針時也可以使用）：健保卡、育兒手冊、錢包、裝好白開水的奶瓶、玩具、圖畫書、毛巾、面紙、紙尿布、外套。

有嘔心症狀時，要準備更換衣物、塑膠袋及較大的毛巾。

當孩子的症狀嚴重，欲送醫求診時，請先以電話和您的家庭醫生聯絡。如果不是那麼急的話，可以請醫生在比較空閒時前往出診。

可是一般的外診，醫生不能作詳細的檢查，而且醫療設備也很有限，因此，儘可能帶著寶寶上醫院求診，這樣才能受到較完整的診察。

接種的方法	副　作　用	注　　　意
以活結核菌素注入手臂上的皮膚表面	接種部位有發炎化膿的現象，除此無其他的副作用	必須接受結核菌素的檢查，如果呈陽性反應，就不必打卡介苗（ＢＣＧ）。
口服沙賓疫苗隔六週以上再服用二次	幾乎沒有副作用	為了提高免疫效果，一定要服用第二次。遇到下痢時，要順延接種日期。
注射殺死的疫苗，Ⅰ期為間隔三～八週注射一次。	在注射後的二～三小時以後會發高燒，但沒什麼大礙。	為了提高免疫效果，Ⅰ期和Ⅱ期都要按規定接種。
注射一次活菌素即可	20～30％的孩子在注射後1～2週內，會出現輕微的麻疹症狀。	風疹疫苗僅為國中女生定期接種。外國已普遍使用麻疹、風疹、耳下腺炎的三種混合疫苗（ＭＭＲ），根據調查報告，使用ＭＭＲ並無強烈的副作用。
〃	少部分的孩子在接種後的2～3週內，會有輕微的風疹症狀。	
〃	少部分的孩子在接種後的2～3週內，會有輕微的耳下腺炎症狀。	
〃	幾乎沒有	成人受到感染也會轉成重病，應儘可能接受預防接種。
注射殺死的疫苗，在第1年內，隔1～2週後，作第二次接種	〃	以第一次及翌年的接種作為免疫基礎，之後的追加接種則能維持其免疫力。
注射殺死的疫苗，在第一年之內，隔1～4週後，作第二次接種。	〃	只有在接種的那一年之內有效

做好萬全的準備以接受預防接種

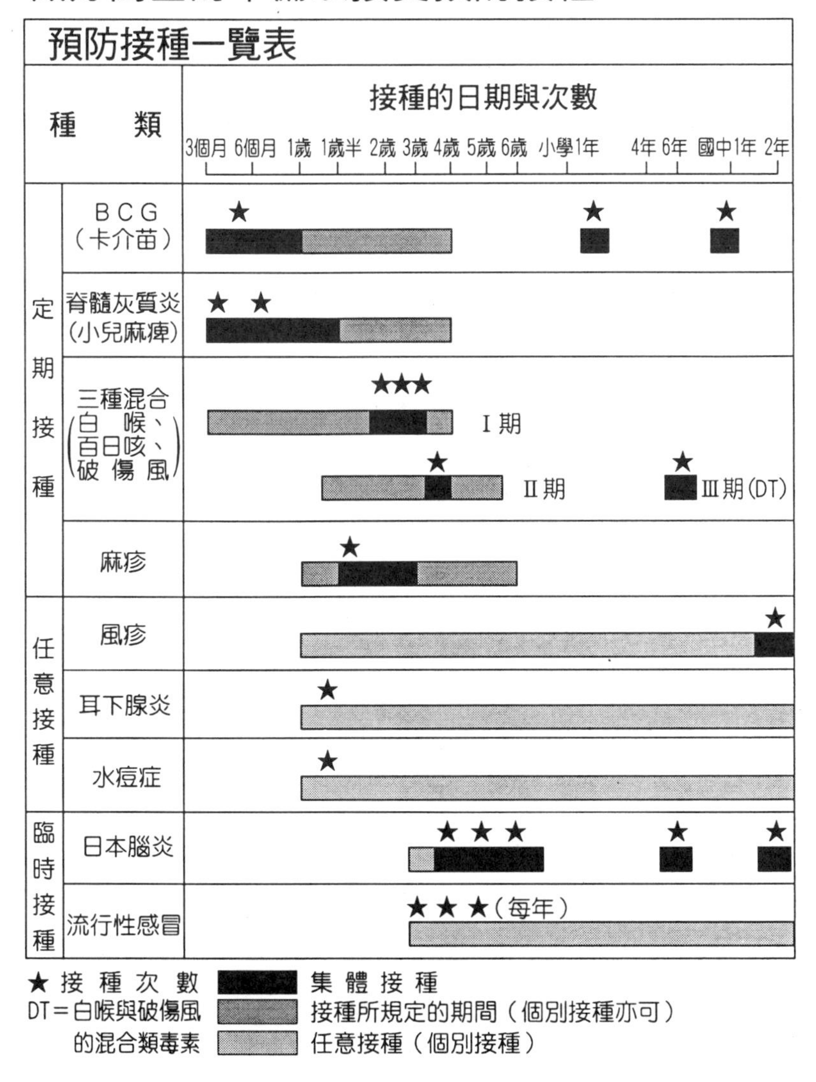

預防接種的種類

BCG

結核病在國內業已激減下來，因此，國人對這種可怕的疾病漸漸不太關心。但是，這種疾病仍猖獗於某些地區，所以，絕對有預防的必要性。尤其是帶著寶寶到開發中國家居住，或是家中有罹患結核病的患者時，則不要等到集體接種的時間，應儘快處理。

首先，要接受結核菌素檢查，在確定有無免疫力之後才接種。BCG（卡介苗）接種在結核菌素檢查呈陰性反應之後的二週之內接種。如果寶寶身體狀況不佳，而未能在一定的期間之內打預防針，得重作一次檢查才作決定。

卡介苗的接種方式是將減毒的菌素液，注入皮膚的表面，並在二處作注射。接種部位在接種後的二~三週左右會變紅，約在第四週會結成瘡痂。但是，不要用力去搓它，只需保持該部位的清潔，直到自然剝落為止。

脊髓灰質炎（小兒麻痺）

大約於三十年前流行的小兒麻痺，震驚了許多為人父母者。拜疫苗發明之賜，罹患率已大量減低。雖說如此，從外國帶入病毒的可能性極大，所以，為了寶寶的健康著想，一定要讓他服用口服沙賓疫苗。

至於預防接種，幾乎都是集體接種，因此，若錯過了集體接種的時間，可詢問您的家庭醫生或衛生所，務必要接受二次才行。其方式為把活疫苗聚成漿汁，以滴管滴一小滴入口中即可。

引起小兒麻痺的病毒有三種，因此，若只服用一次口服疫苗，只能對其中的一種或二種產生免疫力，故需間隔六週以上的時間，再服用一次比較安全。如果因時間不方便而隔很久才服用，其免疫力並沒什麼差別。

如果在寶寶鬧肚子的情況下服用疫苗，其免疫力會大打折扣，而毫無意義。所以，應在孩子排便正常的情況下讓他服用疫苗。

白喉、百日咳、破傷風混合疫苗（DPT）

第Ⅰ期約在出生後三個月～四十八個月之內，每隔一個月接受一次注射，共須三次。若是集體接種，則大多在二歲以後才開始。第Ⅱ期在第Ⅰ期結束之後，隔一年～一年半的時間，再補打一針。

白喉、百日咳、破傷風這三種疾病，不論是哪一種，只要孩子在一歲以下罹患了，就很容易惡化而轉成重病。而且也因為接種的次數頻繁，所以，儘可能挑寶寶身體狀況最佳時期，在集體接種之前，先行個別接種。個別接種在出生後三個月以後即可實施，可先和您的家庭醫生商量。

由於在第Ⅰ期就必須接受三次接種，所以，經常會發生中途遇上感冒之類的疾病，而延誤了接種的情形。但是，即使中間相隔了好一段時間，也沒有必要重新來過，只要持續下去即可。最重要的是，一定要滿三次才行。

由於這三種疾病的混合疫苗，已於一九八一年起獲大幅的改良，所以，寶寶在接種之後，幾乎已沒有發燒之類的副作用。對於不常接種的部分，會有紅腫現象，但在二～三天左右即會消失，所以不用操心。

麻疹預防注射

麻疹對孩子而言，是一種相當嚴重的疾病，也是每個人都會罹患一次的疾病。現在雖然預防接種已普及，但距麻疹完全絕跡的境界，還得作進一步的努力。

麻疹的預防接種和其他的集體接種不同，其方法是由家長帶著孩子到家庭醫生處或醫院作個別接種。一般而言，衛生所寄來的通知單內，會標明有接種服務的醫院，只須按照指示去做即可。

出生後六個月以內的嬰兒，從母親身上得到的免疫力很強。因此，若專程在這段期間之內讓寶寶接種，也不會收到多大的效果。至於接種的最佳時間，是在周歲以後。若有被傳染的疑慮，可在發病初期接種疫苗，可以達到抑制病情的效果，但要先與您的家庭醫生商量。

風疹、耳下腺炎、水痘等疫苗

懷孕中的婦女若不慎罹患了風疹，很容易使胎兒罹患先天性風疹症候群（先天性白內障、心臟畸形、重聽等）。因此，女孩到了國中二年級時，必須接受定期接種。風疹大約每隔六～十年，會在小學生之間造成大流行。若在這些孩子當中，有事先接受預防接種，一輩子都不用擔心會被其他人感染到。

耳下腺炎很容易引起腦炎或髓膜炎等併發症，男孩若在成人之後罹患此病，有可能會造成終生不孕。雖說沒有接種的時效，但最好在周歲～三歲左右接受預防接種。最近醫學界推廣痲疹、耳下腺炎、風疹等三種混合疫苗（ＭＭＲ）的接種。在ＭＭＲ疫苗接種尚未實施以前，還是得按照指示，一次接受一種接種。

一般的孩子得了水痘，通常很少有併發症，也因為症狀輕微，所以，很少有接受預防接種的必要性。現在，以白血病、腎病變等高危險群的孩子為中心，實施預防接種。

在接種前後必須檢查的項目

接種前

●詳讀注意事項、量體溫。

●在二～三天以前檢視寶寶的健康狀況。

●在接種前後應避免外出，多洗澡保持清潔。
●別忘了帶育兒手冊，及寶寶喜愛的玩具、毛巾。
●替寶寶穿上舒適的衣服。
●儘可能讓母親陪伴。

接種後

●當天讓孩子待在家中靜養。
●檢視孩子的狀況，若有令你操心之處，可以帶去問家庭醫生。
●確認育兒手冊，並詳作預防接種的記錄。
●當天要避免入浴。

在這種情況下可以接種嗎？

感冒時

●接種當天的體溫比平常高出二～三分，有輕微的咳嗽及流鼻水症狀，卻又情緒良好的案例，是最令人頭痛的。把寶寶的現狀正確地告訴醫生，讓他去判斷吧！

●不要因為特地請假，就一定要求讓孩子接受預防接種。

痙攣發作的孩子

●在預防接種的場合；最令人頭大的就是有痙攣症狀的孩子。若在一年之內有過痙攣症狀的話，請避免當年的預防接種。

●在接種之前，為了慎重起見，應和您的家庭醫生商量對策，作個別接種。

有異位症的孩子

●因個人的異位性體質而異，但原則上大部分的孩子均能接受預防接種。像這一類的孩子，比較容易因季節的變化而改變體質，因此，要找出寶寶身體狀況最佳的時機，設定接種的最佳時間。

●最好採用個別接種。

患有其他的疾病

●遇到急性疾病的情況時，要等到治癒一個月以後，再接受預防接種。

●有慢性疾病的孩子在接種之前，要先和您的家庭醫生商量之後，再作個別接種。遇到有傳染病時，有時候打預防針反而會加重病情，最好先考慮一下再決定。

●下痢時要避免口服沙賓疫苗。

嬰幼兒的家庭護理訣竅

給他一個舒適的生活環境

醫療的專業化在於遵照醫生的指示，並且以製造一個令寶寶更舒適的環境，以掃除他的恐懼不安。對於生病中的孩子而言，最需要旁人多一些的關愛，母親的溫暖愛撫，對寶寶有極大的幫助。

寶寶的病房最好設在安靜通風、採光良好且母親能夠經常看見的房間，且要全面禁煙。

冬天的室溫最好設在十八～二十度，夏天則以二五～二八度為標準。在有空調設備的房間內，要注意勿使風向直接吹向身體，並且要勤於換氣。

至於最適合人體的濕度，約在五十～六十％之間，對於空氣比較乾燥的季節，可以使用加濕器。其他，在房間內用電爐煮開水（注意不要燙傷）、掛濕毛巾以補充濕氣等方法，對於罹患感冒的孩子特別有效。

孩子安靜下來後量體溫

嬰兒的體溫通常比成人還高一些。因個人體質的差異，新生兒大約在三七度～三七度四分之間，周歲左右的孩子則在三六度八分～三七度三分之間。

尤其在激烈運動、哭鬧、喝完奶之後，體溫很容易升高，所以，要先讓孩子安靜一陣，再替他量體溫。

另外，也因為孩子此時的體溫調節機能尚未完全發達，很容易受外界氣溫影響，有時候穿太多也會導致體溫上升的情況。

●吹冷氣時，嬰兒床比睡地板還要安全，冬天使用電熱器也一樣（冷空氣往下降）。●要留意室內的濕度。●與室外的氣溫保持五度以內的差距。●勿加蓋太多的棉被。

●如果寶寶出汗了，要勤於更換睡衣。●夜間如果要開窗戶，只能固定開一扇（為了防止著涼起見）。

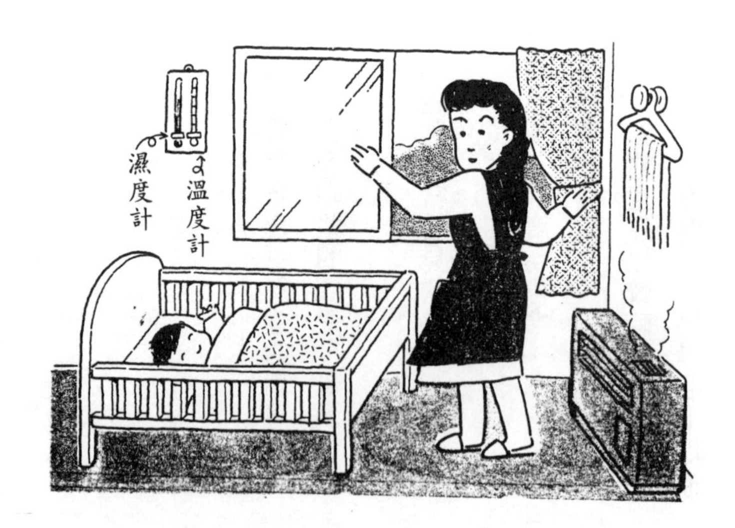

由於嬰兒的身體較小，所以體溫計的前端很容易穿過孩子的身體。在替孩子量腋下或頸部的體溫時，大人一定要從旁把體溫計固定住。

即使只是為了練習，平常若有幫寶寶測量心跳與呼吸的次數，對您的判斷則有更大的幫助。

若體溫在三八度以上仍沒有不適感，就讓他墊冰枕吧！

將摻雜冰塊的水枕給嬰墊頭部，為了避免凍著了頸部以下的部位，最好使用嬰幼兒專用冰枕。

手腳冰冷時，要用熱水袋以毯子與身體隔開。

嬰兒不會自己說：「很燙」，所以，要特別注意被

●標準脈搏數與呼吸數（一分鐘）

	脈　搏	呼　吸
新生兒	140	40～50
乳兒 （0～1歲）	120	30～35
成　人	70～75	18

置於腋下測量，讓體溫計與身體平行夾緊，等待五分鐘。

夾於下巴與頸部之間測量。適用於月齡較小的嬰兒，要母親抱著。

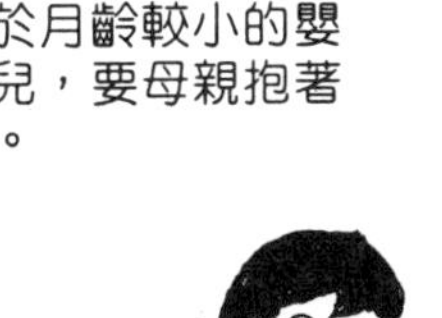

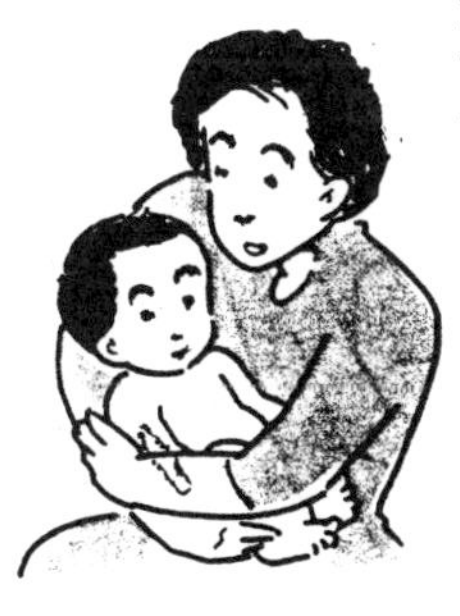

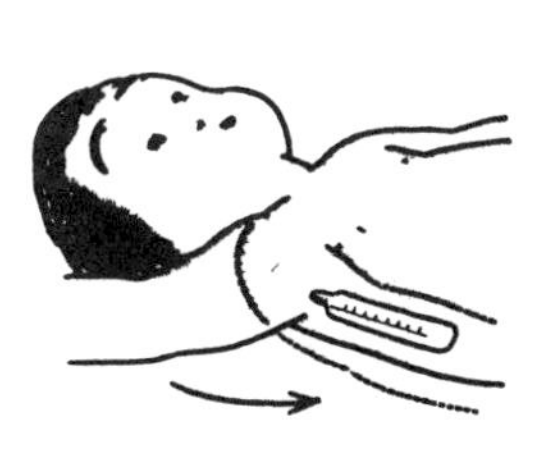

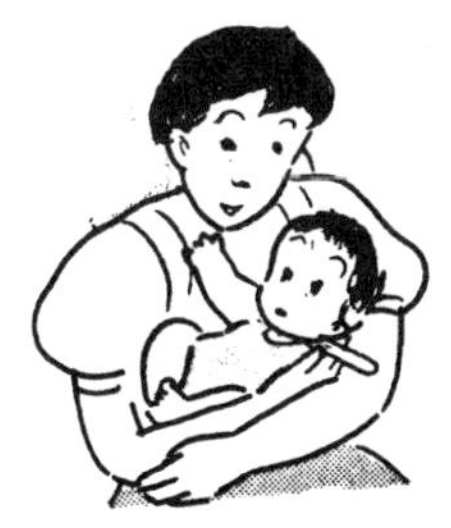

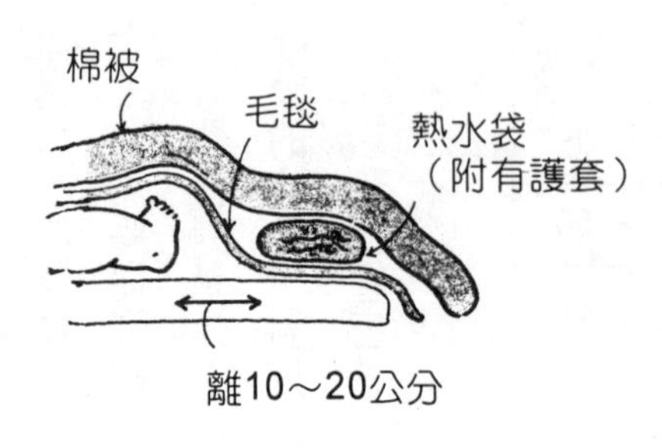

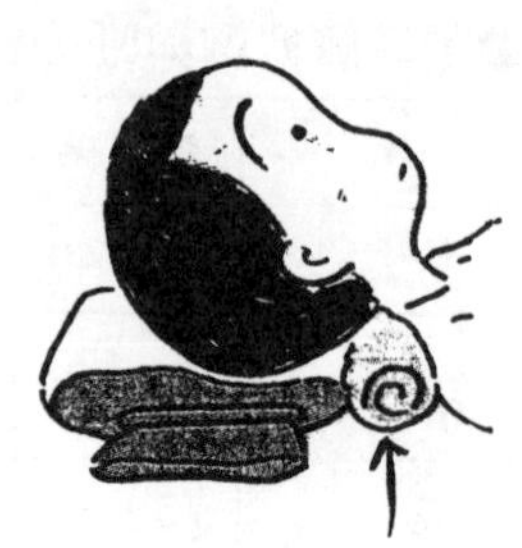

熱水袋燙傷。首先，在袋中裝入六十度左右的熱水，並緊緊地栓住開口部，再用毛巾或護套裹住，置於離腳十～二十公分處。若使用電毯，則需多試用幾次，確定不會太熱之後，才給寶寶使用。

如何迅速有效地餵孩子吃藥

先把藥粉搓成塊狀，再抱起孩子餵食

若直接把藥粉送進寶寶的嘴裡，一定不能達到您所預期的效果。先用開水或牛奶把藥粉揉成塊狀，然後把它貼附在孩子的上顎或牙齦內側，再餵他喝開水或牛奶（如果貼附在下顎或舌頭上，很快就會被吐出來）。

開始攝取斷奶食品的孩子，若在藥粉內摻一茶匙的糖水，就更容易餵食了。如果摻了牛奶或其他的飲料，反而會使味道不好，導致孩子拒吃藥的情形，還是不加的好。

至於顏色鮮豔、味道甜美的藥水，很容易在不知不覺的情況下，造成餵食過多的現象，故應遵照指示讓孩子服用適當的藥量。在餵食以前一定要先搖一下藥瓶，然後以其他的容器裝上醫生所指示的量，再以湯匙或滴管餵食。

在使用滴管時，為了防止藥液進入氣管，應一滴滴慢慢地送進寶寶的嘴裡。

寶寶和栓劑的關係良好即會當場生效

大人常用來退燒的栓劑，在噁心時也能被吸收，所以，也經常使用在嬰兒的身上。而且栓劑可直接在直腸被黏膜吸收，很快見效也是其特徵之一。平常若在家中擺著備用，碰到寶寶在半夜三更或假日發高燒時，則能立即派上用場。

由於栓劑很容易因體溫而溶解，故手腳若不快些，會變得軟綿綿的，而不易插入。先從栓劑的前端把包裝剝至中間處，然後擰著包裝的部位更容易著手。

因為受到藥性的刺激，有可能和大便一起排出體外，因此，儘可能在排便之後使用比較好。有時候需用一個，有時候半個即可，應注意使用說明書的指示。

原則上，藥的服用量與次數，應遵照醫生的指示，但是，母親必須視寶寶的情

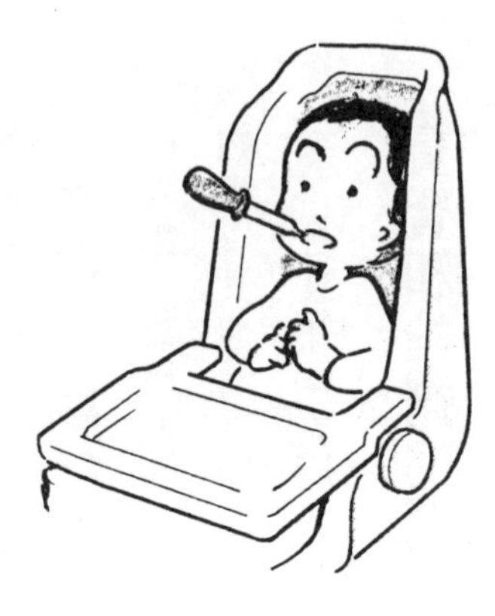

從嘴角放入滴管，先向臉頰內側，再一點一點的滴進去。

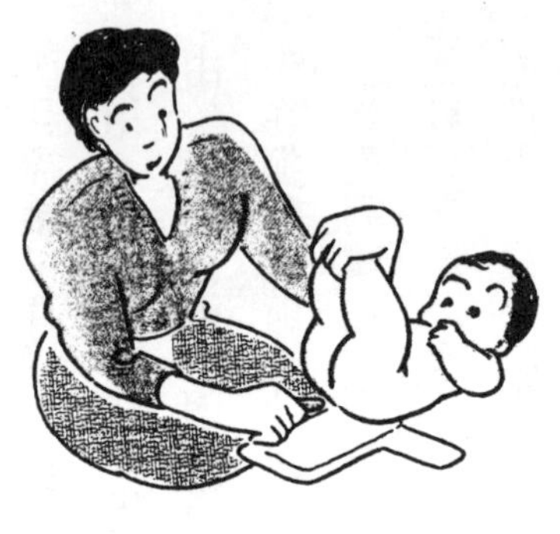

栓劑的使用方法

況作確切的判斷。例如，雖然醫生規定每六小時服用一次，若孩子到了吃藥時間仍未醒來，就等他醒了之後再餵食！

如果是一天服用三次，並不是一定要每隔八小時餵一次藥，以早上起床之後、中午時分、睡覺之前來分別餵藥也無妨。如果有飯前、飯後的指示，要遵照行事。一般而言，寶寶在授乳以前比較容易餵藥。

如果馬上吐出來，先暫停再試試看

月齡較小的嬰兒，經常會把媽媽好不容易灌進去的藥吐出來。如果吐出來的量少，可不必擔心，下次早一些餵藥即可。如果幾乎全部吐出來時，先看一下孩子的狀況，等他平復下來之後，再餵一次看看。如果慌張地立即補餵藥，還是會全數吐出，應小心這一點。如果寶寶有強烈的嘔吐傾向，最好去詢問醫生。

對於嬰兒而言，似乎有其難以吞嚥的藥物。一般而言，醫生大都會準備成分相同、藥效一樣的藥數種，所以，當您在試盡各種方法之後仍無效時，請在下次求診時和醫生商量看看吧！如果寶寶不吃藥粉，卻喝得下藥水，可事先向醫生提出，使寶寶減輕吃藥的痛苦。

有很多人輕易地把剩下的藥物留到下一次生病時使用，但原則上還是把它丟掉比較好。尤其是把年齡較大的孩子的藥物，留給小寶貝服用，那更加危險。以父母的判斷而餵食的藥物，僅止於情況危急時的退燒藥。當然，雖說如此，也要恪守其使用量。

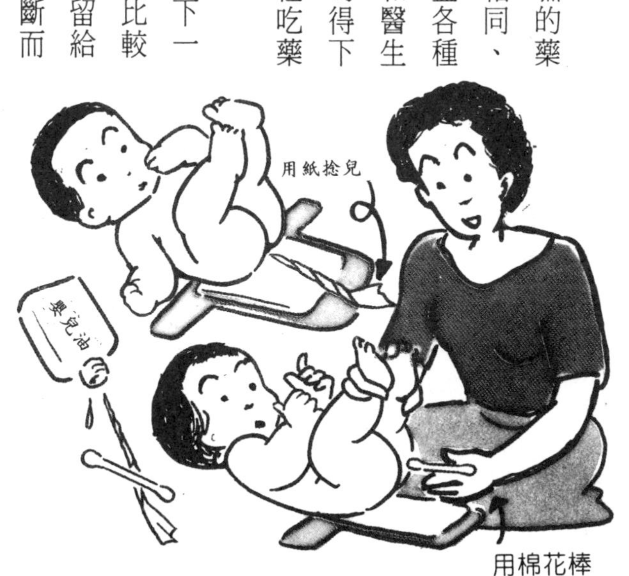

注入後以尿布蓋住（用球形灌腸劑亦相同）

藥物的保存，要置於日光直射不到的陰涼處。栓劑和藥水最好放在冰箱裡。不管在哪種情況下，千萬小心別讓孩子誤食，並把藥物放在孩子搆不著、看不到的地方保管。

灌腸

若是較小的嬰兒，可以用棉花棒或紙捻兒沾些橄欖油，藉此刺激肛門即可。使用球形灌腸藥時，應選擇小兒用的簡易灌腸藥。在灌腸之前要先抹些橄欖油使之容易進入肛門。在注入之後隨即以尿布蓋上，一會兒就會排便。

如何使寶寶過舒適的生活？

與其努力讓寶寶多吃一些，不如注意脫水症狀

沒有食慾的嬰孩，的確令母親擔心，但在孩子生病時，絕對不要採取強迫的方式。只要讓寶寶攝取充足的水分，即使一週左右沒有進食也沒什麼大礙。尤其是在

下痢或嘔吐的情況下吃得太撐，反而會使症狀更惡劣。

比起孩子沒有食慾更可怕的，是因下痢、嘔吐、發高燒所引起的水分不足及脫水症狀。如果孩子有嚴重的下痢或嘔吐、精神不振、整天昏睡、目光沒神、偶爾陷入興奮狀態時，有可能是脫水症狀，請多讓寶寶攝取充足的水分。

但是，在嘔吐症狀尚未平息之前，只要是從外界送入口中的東西，即使是水也會吐出來，因此，原則上要等症狀平息之後才餵寶寶喝水。如果孩子有水分不足的疑慮時，應儘速與醫生取得聯繫，並遵照其指示而行。

牛奶之類的乳製品很容易引起嘔吐，所以，在症狀的初期最好避免。

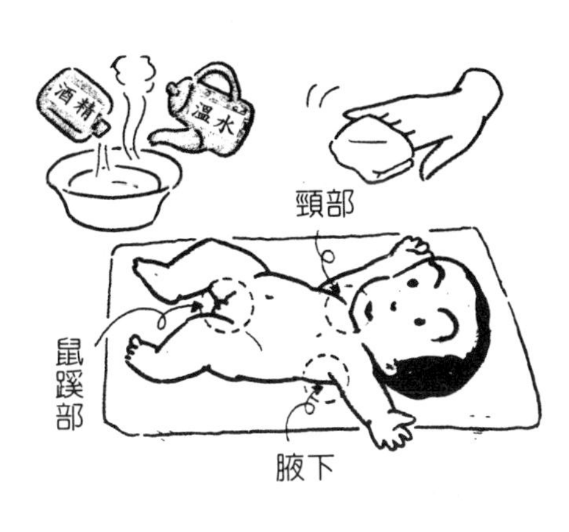

在禁止入浴時，可以把身體擦拭乾淨

當醫生吩咐不能入浴的情形時，當然要聽從醫生的指示。但大多數的情況是家長太過緊張了。就感冒而言，只要從退燒之後的第三天起，就可以替寶寶洗澡。如果孩子的精神狀況良好、食慾也很正常，多少有些咳嗽也可以放心地幫他洗澡。

在寶寶不能入浴時，就用調過酒精的溫水，替他擦拭身體吧！特別要清潔的部位是臉、腋下、鼠蹊部、頸部等容易藏污納垢的部位。

下痢時，可以讓寶寶坐浴（腰部以下泡入洗澡水中），這樣會使他更舒服。以幼兒專用澡盆或洗臉台注入溫水，替寶寶清洗下半身。至於上半身，即使穿著衣服也無所謂。這麼一來，寶寶既減輕體力的消耗，又能感覺舒暢無比。

「想早一些康復，就必須保持安靜。」小寶寶並不會這樣想，因此，孩子恢復健康的狀況，可說視母親的護理情形而定。孩子在生病時，比平常還要會撒嬌、黏人，此時，儘可能照他的要求去做吧！當然，如果醫生禁止的事，最好藉著其他事物來轉移孩子的注意力，使他放棄。

當孩子病情稍微好轉時，又漸漸恢復好動的本性。因此，母親有必要扮演孩子的室內遊戲玩伴、念故事書給他聽等等，想盡辦法讓孩子的情緒穩定下來。生病是加強親子關係的大好機會，應積極地善用它。

第六章　容易引起的事故及緊急措施

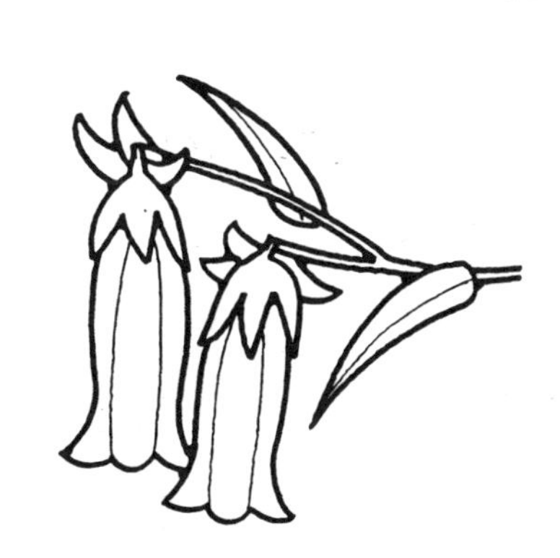

家中的危險多多

很多母親會不解的自問：「我已經這麼小心了，為什麼還會發生這種事？」的確，寶寶的周遭看似安全，其實隱藏了許多危險。

而且孩子每天不停地成長著，昨天還不會作的，卻在今天學會的惡作劇有一籮筐。事故的發生，大都從寶寶會爬行開始。那麼，請以寶寶的眼界高度，再檢驗家中的一切吧！

雖說只是短暫的措施，還

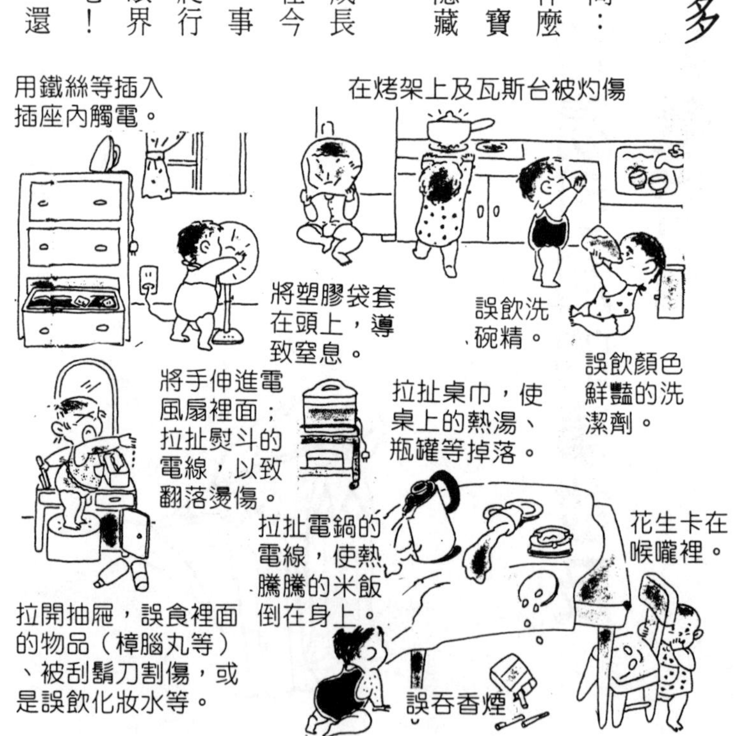

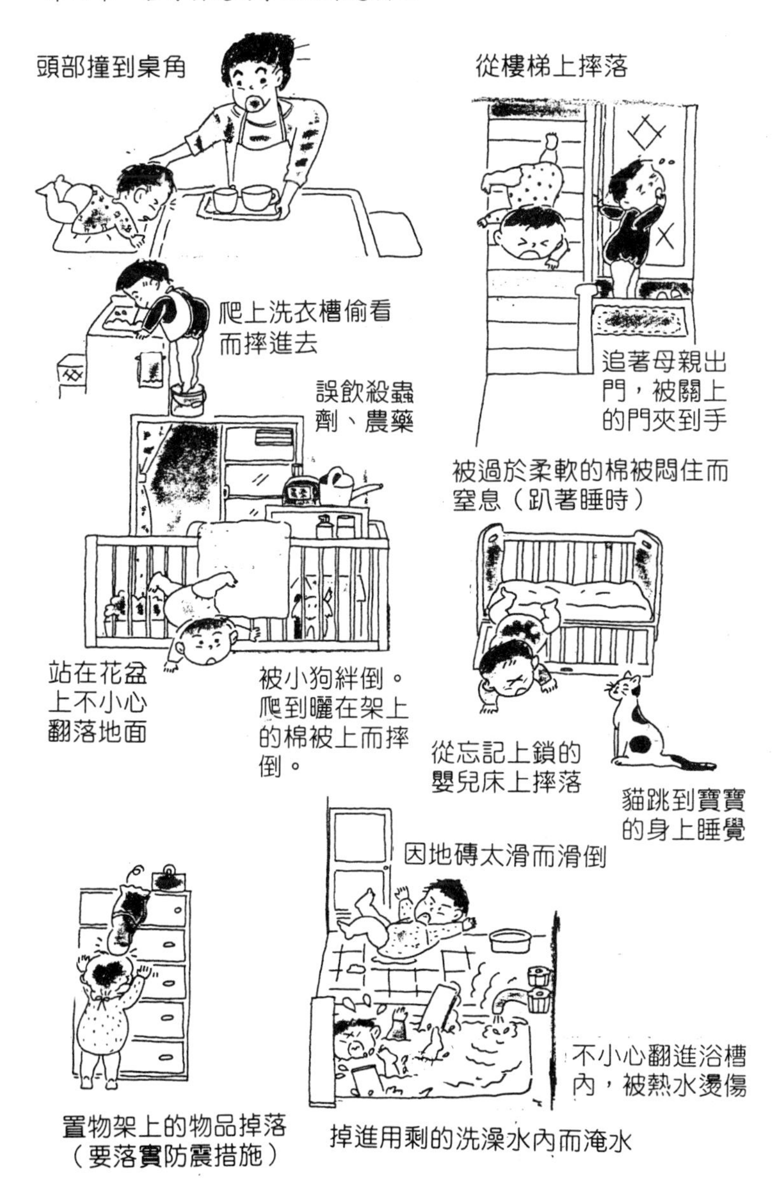
頭部撞到桌角
從樓梯上摔落
爬上洗衣槽偷看
而摔進去
追著母親出
門，被關上
的門夾到手
誤飲殺蟲
劑、農藥
被過於柔軟的棉被悶住而
窒息（趴著睡時）
站在花盆
上不小心
翻落地面
被小狗絆倒。
爬到曬在架上
的棉被上而摔
倒。
從忘記上鎖的
嬰兒床上摔落
貓跳到寶寶
的身上睡覺
因地磚太滑而滑倒
不小心翻進浴槽
內，被熱水燙傷
置物架上的物品掉落
（要落實防震措施）
掉進用剩的洗澡水內而淹水

是得注意室內設計的安全性。桌巾要先固定住，注意不要在地板上大蠟。澡盆、洗衣機的周邊及陽台上，不要放置可以墊腳的物品。更別忘了在門口加裝可以緩慢關門的裝置。

灼傷、燙傷

立即用大量冷水清洗

儘可能使傷口冷卻下來，以防止灼（燙）傷部位的繼續惡化。而且要對傷患處採取冷靜的應變措施。但是，在全身灼（燙）傷的情況下，不可將全身浸泡在冷水中。

至於冷卻的時間，以二十分鐘為最低標準。

在穿著不易脫下的衣物情況下受灼（燙）傷時，立刻在衣服上澆大量的冷水，使之冷卻下來。因為在意外發生的情況下幫寶寶脫衣服，很容易慌張失措，以致強行脫掉寶寶的衣物，或在剪開衣物時，傷了他幼嫩的肌膚，因此，要千萬注意這一點。如果沒有自信，還是等到了醫院以後，請醫護人員幫忙。

嬰兒發生灼（燙）傷時應立即送醫

由於嬰兒身體的表面積很小，即使是稍微一點點的燙傷，也很容易拖成重病。除了輕微的症狀之外，最好送醫求診。在帶往醫院的途中，別忘了以毛巾裹住冰袋，保持傷口的冷卻。

當灼（燙）傷的面積較大時（一隻手臂或整個胸部等），應儘快把衣物脫掉，以乾淨的毛巾或床單包裹住，再用毛毯等加以保溫，並使寶寶以頭朝下的睡姿，緊急地送到醫院。

在這種情況下，除非有醫生的指示，否則連喝的水都不要餵寶寶喝。

全身的灼（燙）傷

●千萬不要把身體沖涼。應立即把身上的衣物脫掉，以乾淨的毛巾包裹，再以毯子裹住全身、加以保溫，並迅速地送至醫院。

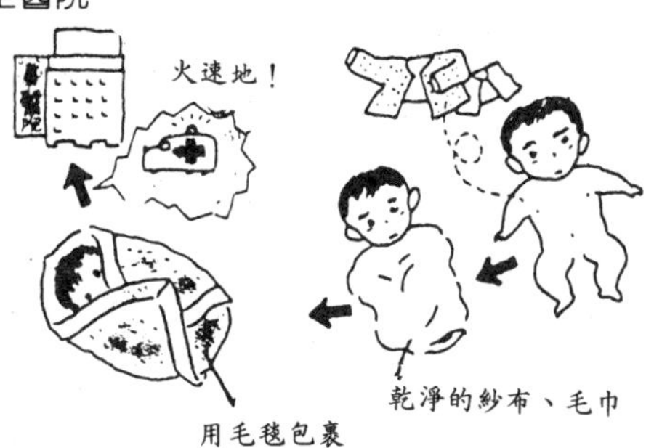

在家中的護理

如果皮膚只有泛紅的程度，沒有起水泡，燙傷的範圍也很小時，可以在家裡處理。但是，若過了三天仍未好轉，最好送醫治療。

①開水龍頭以冷水沖洗二十分鐘以上，直到感覺不痛為止。臉及頭部可以用蓮蓬頭以弱水流清洗，或是直接用手掬水淋在患部上。切記，什麼藥都不要擦。接下來，以乾淨的紗布或毛巾包裹，包紮好了之後，再以冰袋等作長時間的冷敷（至少一整個晚上）。

②在受傷之後，最好作48小時的觀察。如果紗布上有水滲出，表示受傷的部位已經潰爛了。此時，不要把紗布拆開來看，即直接送往醫院。

③如果非要擦藥不可，可以把只含抗生素的凡士林軟膏（未經使用者）直接擠在患部上面，再纏上一層厚厚的紗布，連距燙傷3～5公分的範圍之內，都要緊緊地包紮好。

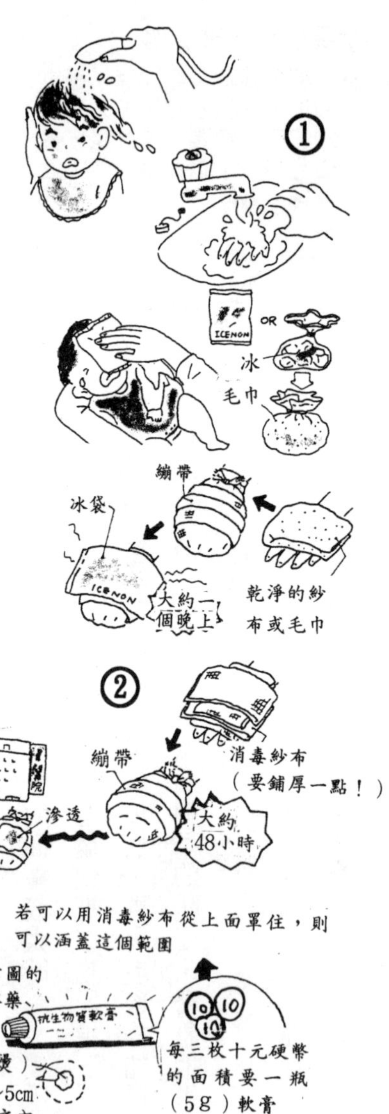

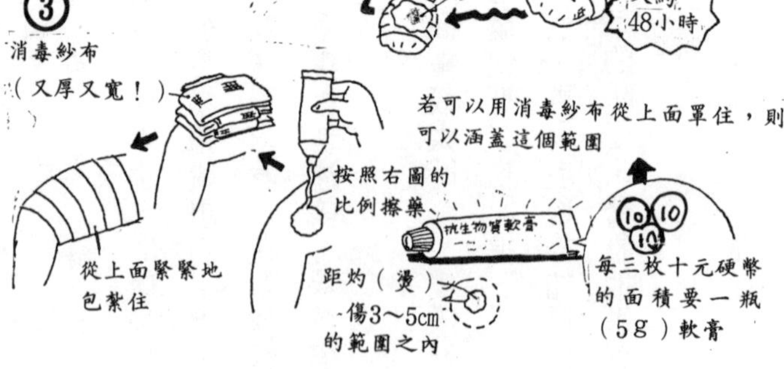

不要胡亂擦藥

只要開水龍頭把灼（燙）傷的部份沖涼，即可達到把傷口表面的污垢沖淨的效果。因此，絕對不擦任何藥物，以紗布、毛巾等乾淨的布類緊緊裹住，再立刻送往醫院，是最佳的處理方法。綠油精、萬金油及其他油脂類、蘆薈、醬油等，都是禁忌品，千萬別弄巧成拙。

而且對長水泡的部位，也不要弄破，只要以紗布蓋住，送醫求診即可。絕對禁止用針刺破它。

灼（燙）傷的深度、範圍大小及嚴重性

即使是小範圍的傷口，若連皮下組織都受損，就算是重度灼（燙）傷。很容易引起嬰幼兒全身性的休克，所以，不要把它想成輕微症狀比較安全。顏面及陰部的灼（燙）傷，在一開始必須請專門醫生治療，而且小孩的手、腳部位在治癒後，很容易留下疤痕或緊繃的拉紋。因此，絕對不要擅自主張地改變或終止醫療。

對乳幼兒及老人而言，灼（燙）傷超過全身表面積的十%時，就算是嚴重了。

即使其範圍在十%以下，也要視其深度、部位、原因等，再判斷其嚴重性。

頭部受重擊、從高處摔落

在這種情況下，要稍微注意一下孩子的狀況

當孩子突然哇哇大哭，不一會兒又平息下來的話，您大可先安心一下，與其慌張地送往醫院，不如讓孩子安靜地待在家中，先觀察其狀況再作決定。

二～三天之間，觀察孩子的臉色、情緒、發燒、食慾、嘔吐等情況，萬一有異常的情形應立即送醫求診。為了安全起見，在這段觀察期間之內，不要幫他洗澡。

在這種情況下，要趕緊送醫

- 不哭，但是異常安靜時。
- 臉色發紫、毫無意識時。
- 有抽搐現象時。

●有噁心的症狀時。

●耳或鼻部出血時。

●頭部凹陷或腫起來時。

若有這些症狀時，應立即叫喚救護車，送至有腦部外科的醫院求診。在送醫的途中，不要搖晃到孩子，儘量保持安靜，並保持傷患部的冷卻。

在家中的護理

●以乾淨的紗布壓迫出血的部位，加以止血。

受到重擊的部位則要冷敷，不要搖晃或不停地摸患者的頭部。

●將孩子側著抱，以免吐出來的東西流入氣管。

●當天儘可能保持安靜，晚上也要檢視一下有無噁心症狀。

●以冰毛巾冷敷腫泡

若有擦傷、割傷，就需消毒。為了安心，即使是很小的割傷，也最好送醫。

嚴重受傷時

作緊急處理之後，應儘速送醫

●有嚴重出血的情形時。
●傷口很大、而且很深時。
●玻璃碎片等陷入傷口時。
●傷口雖然不是很大，卻有鉤破洞、血肉模糊的情形時。

有上述的任何一種情況時，應緊急送醫。在嚴重受傷時，出血是必然的症狀。但是，即使有嚴重的出血，也不要驚嚇得手腳發軟，因為此時能救孩子的人，也只有您了。先用大量清水沖洗傷口，以正確地判斷出傷口的部位及受傷的程度。

當血水沖乾淨之後，往往會發現傷口並沒有想像中那麼嚴重。在這種情況下，可以先幫寶寶止血，觀察情況之後，再送醫也不遲。

首先，我們要做的第一要務是止血。其訣竅是用手指壓住比傷口更靠近心臟的動脈。若以身邊的手帕、毛巾等綁住，也有止血效果，但時間太長反而會招致危險。

連外行人也會的止血法

①首先，用清水沖洗傷口的附近，以確定傷口的位置

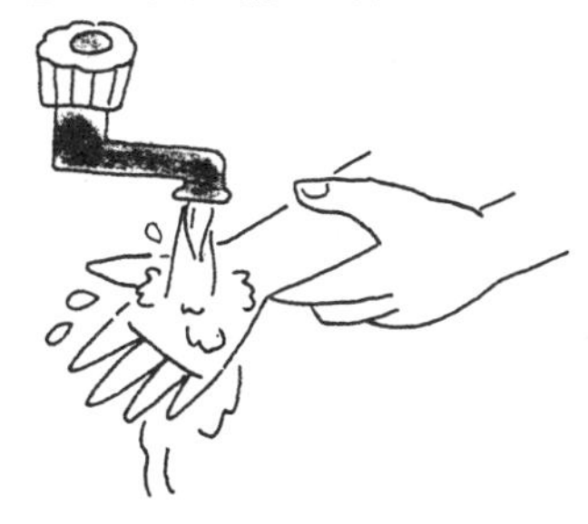

②用直接止血法止血
用乾淨的紗布用力壓住傷口。

③如果仍無法止血，可併用以下的間接止血法。

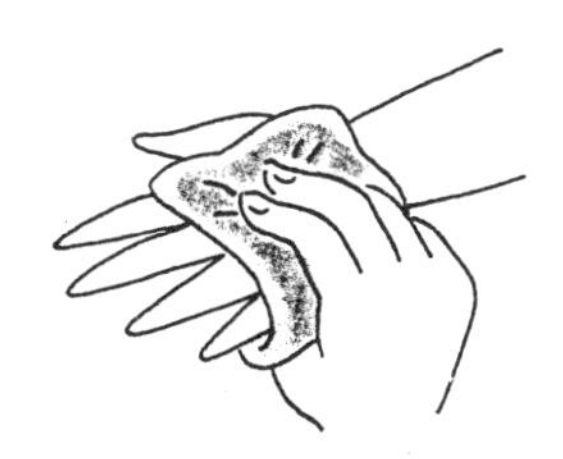

●間接止血法

頭部　用大拇指壓迫緊鄰耳朵的部位。

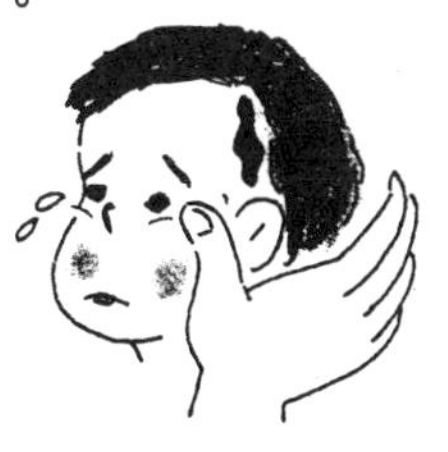

手指　用大拇指壓迫手指的根部

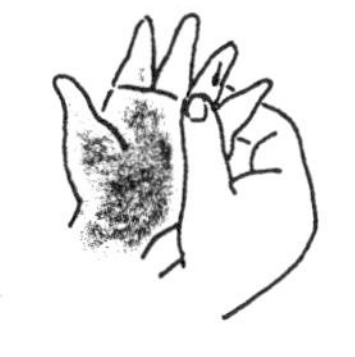

手腕　以四根指頭壓迫內側、把手腕抬至比心臟更高的位置。

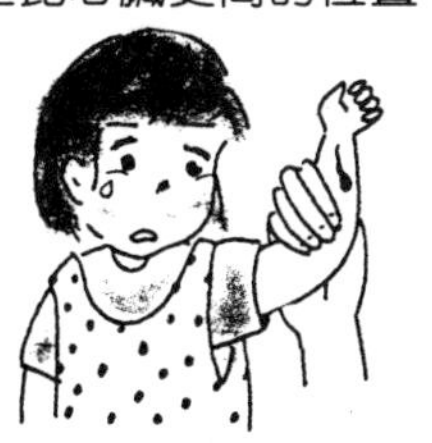

下肢　以自己身上的重量用力壓迫大腿內側。

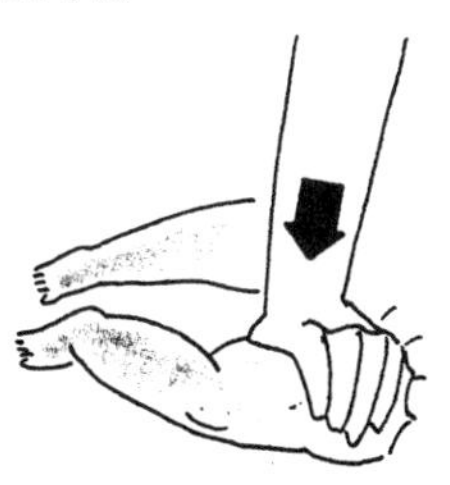

骨折、手肘脫臼

如何判斷是否為骨折

如何判斷骨折，有時候連成人的情況都無法辨別清楚，還是送醫比較妥當。

●哭叫得很厲害，而且不停喊痛時。
●患部突起一大截、有變形現象時。
●平常經常轉動的部位卻不動時。
●有內出血的跡象、皮膚呈紫青時。

有上述的任何一種情況，很可能是骨折。先把該部位以夾板固定住，再送至醫院。

手肘脫臼時

突然拉扯小寶寶的手，或拉起他的小手晃著玩耍時，很容易引起手肘脫臼的意外事件。

●手往下垂、毫無舉起的反應。

●拿不動玩具或湯匙時。

有這些情況，很有可能是脫臼。應送往整形外科醫院。雖說脫臼很快就能治癒，卻很容易再犯，所以最好避免再粗魯地拉扯孩子的手。

手肘脫臼的緊急措施	連外行人也能利用的夾板
●用三角巾等固定住患部，並以患者最舒服的姿態送醫。這種毛病，很快地就能復原，也沒什麼後遺症。只是，很容易再犯。 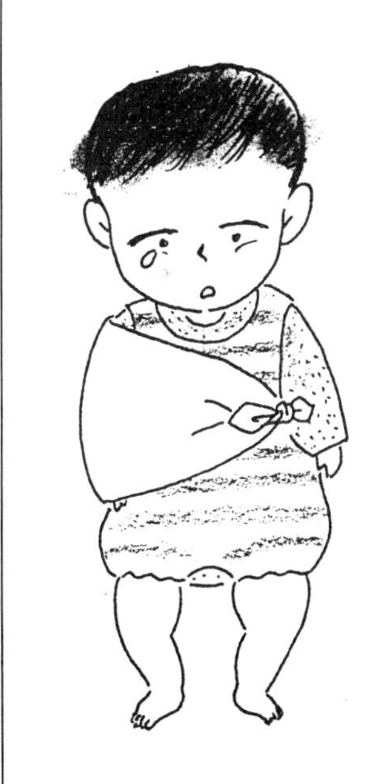	●夾板可由這些物品充當 尺、短樹枝、筷子、雜誌、小砧板等身邊可供利用者 ●夾板的長度要覆蓋過距骨折部位最近的兩邊關節，然後用繃帶紮緊。因為很痛，所以不要勉強使患部伸直，保持原樣送至醫院。 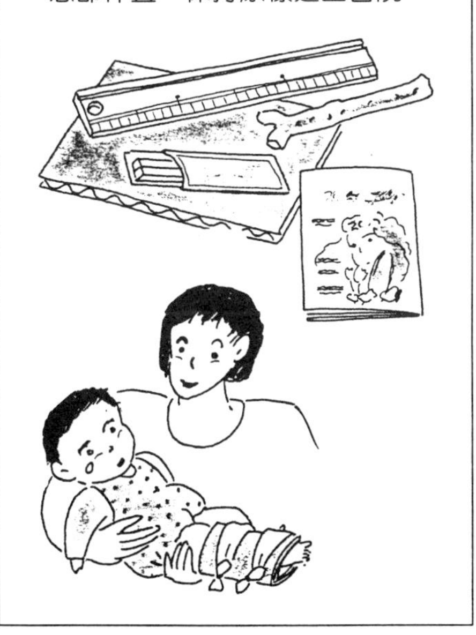

擦傷、刀傷

雖說只是小傷，但是，若處理不當，導致傷口化膿，就麻煩了。即使孩子不斷的哭叫、抗拒，也要仔細地為他消毒傷口。至於破傷風的接種，最好在孩子開始玩沙以前實施。

幼兒很喜歡在身上貼ＯＫ絆之類的，如果傷勢輕微，最好不要用創絆膏、繃帶等用品，保持皮膚乾燥能更快痊癒。

在家中的護理

①用大量清水將血及髒東西沖洗乾淨，然後再消毒。
②當傷口曝於外面時，應比照傷口的大小，貼上創絆膏使之緊繃。

手指夾傷

由於公寓式住宅大門重重，使得幼兒發生這類的事故也增多了。在刮大風的時候，應特別注意、預防意外。

●手指腫脹、動彈不得。

●長出一個大紫胞。

●指甲剝落或是黏著一層肉而掛著。

●手指壓斷。

有上述的任何一種情形時，應馬上送醫求診。手指被壓斷時，應把斷落的部分洗淨、放入冰袋中，一併帶去醫院。

在送往醫院之前

①用冷水冷敷夾傷的部位；以消毒紗布裹好黏附於肉上的指甲。

②一邊冷敷一邊前往醫院。

誤飲、誤食

穩定下來，檢查以下的項目

●要立即檢查孩子喝了什麼、吃了什麼，以當機立斷是否要催吐。

●檢查孩子吞了多少。
●什麼時候的事？
●檢查現在的狀況。

上述的項目都檢查過之後，一定要帶著剩下的容器，趕緊送醫求診。如果無法判斷時，務必打電話請教您的家庭醫生。至於量的檢查，的確不太容易。如果是嬰孩不要管量的多寡，只要有誤飲、誤食的現象，就立即送醫比較安全。

不可催吐的物品

●**石油製品**　家庭用燃油、汽油、揮發油、稀釋劑、指甲油、去光水等。
●**農藥類**　殺蟲劑、除草劑、生石灰等。
●**危險固體**　圖釘、髮簪、玻璃等。
●**強酸、強鹼製品**　廁所用洗潔劑、通水管用洗潔劑、漂白劑、去黴劑等。

以上物品會傷及食道的黏膜組織，萬一不小心流入氣管內，則非常的危險。所以，不要催吐，迅速送至醫院掛急診。

另外，在意識不清、痙攣抽搐的情況下，也不能催吐。

像上述的危險物品，千萬注意要放在寶寶的手搆不到的地方。通常在做家事或有訪客、電話時，最容易疏忽孩子，因此，也成了發生事故的空檔。

可立即催吐的物品

化妝水、整髮劑、樟腦丸、萘片、藥物、廚房用洗潔劑、肥皂、酒精類、香煙、咖啡。

若寶寶一喝下去，就很容易引起中毒症狀者，可以灌他喝大量的冷開水，以沖淡其毒性，而且能立即催吐，然後再送醫求診。當您在為孩子催吐時，要小心勿使嘔吐物流入氣管內。

不可用牛奶催吐的物品

萘片、樟腦丸等物品會與牛奶中的脂肪產生反應，反而使吸收的速度更快，因此嚴禁用牛奶催吐，一定要用水催吐。

暫且可安心的物品

體溫計內的水銀、蠟筆、標記筆、化學調味料、芳香劑、蚊香、火柴、口紅、

指甲油　若不是大量的話，可以先觀察一下寶寶的狀況。

鹼性電池　雖說沒有危險性，還是到醫院照X光比較好。

乾冰　立刻從口中掐出，讓寶寶呼吸新鮮空氣。如果有凍傷的情況，應立即送醫求診。

硅膠　雖說沒有中毒的憂慮，但如果有口腔糜爛的狀況時，要送醫求診。

火柴　在一百根以下，不會出事的。

催吐的方法

①儘量讓寶寶多喝水或牛奶，如果不肯喝，只好捏著鼻子，強迫讓他喝下去。

②將手指伸進孩子的嘴裡，來回壓幾次舌頭根部催吐。

誤吞異物

當孩子眼睛不停地轉動、呼吸困難時，應先把異物催吐出來。催吐的方法以柔軟的物品（年糕等）及固狀物品（肉丁、麵包、花生米等）的不同而相異。總之，

取出異物及催吐的方法

催吐柔軟物的情況

讓寶寶橫躺著，然後將食指、中指沿著臉頰內側伸入喉嚨、夾出異物。以手指輕壓舌頭的根部催吐亦可。

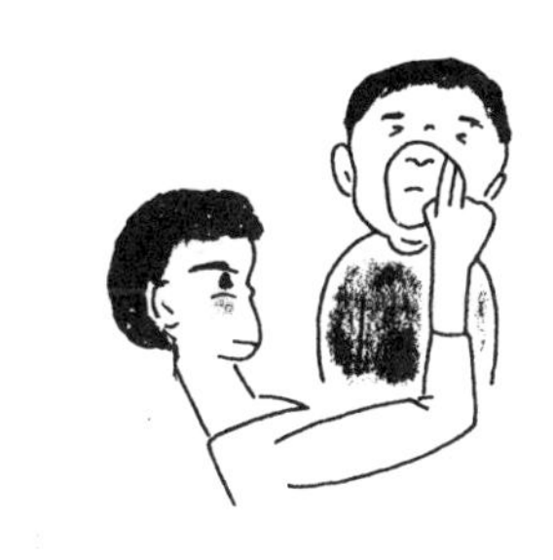

催吐固形物體的情況

①將寶寶倒置、敲擊其背部。

②將中指伸入寶寶的口內、壓迫舌根，並讓寶寶倒騎在這邊的手壁上，以另一隻用力拍打背部。

使用①、②其中之一的方法。

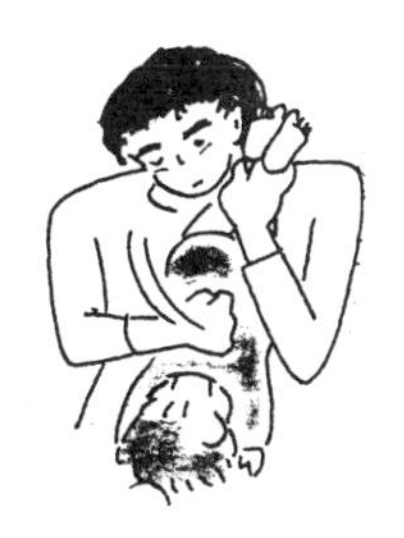

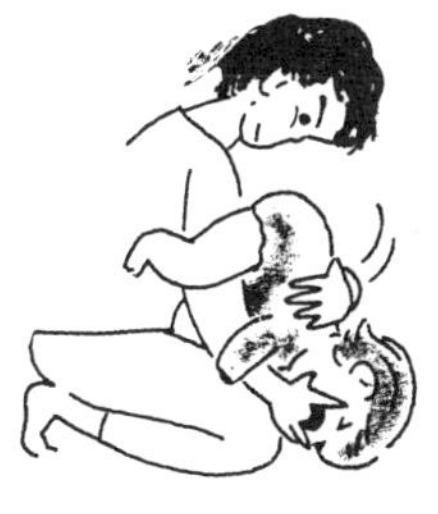

郝姆利克法（當上述的方法無法取出異物時）

從寶寶的背後環抱其腰，一手握拳，另一手抓住握著的拳頭。頂在寶寶的心窩處（肚臍和肋骨之間），用力壓以便讓他吐出異物。

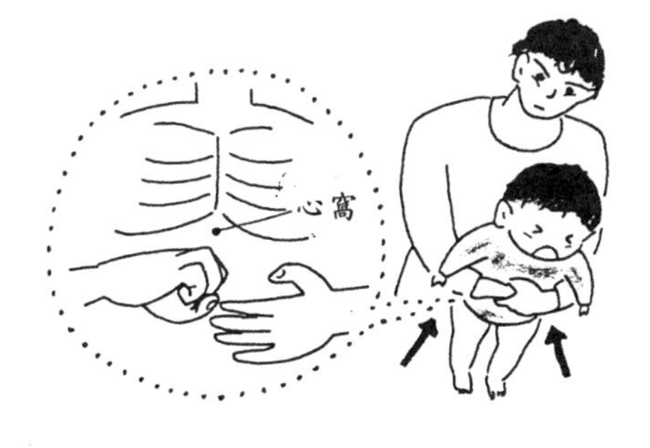

當魚刺卡在喉嚨裡時

讓患者直接吞飯或是馬鈴薯之類的食物；也可以用湯匙壓著舌頭，以小鉗子夾出。如果都不行，只好送醫。

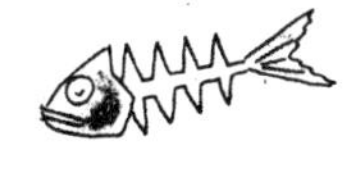

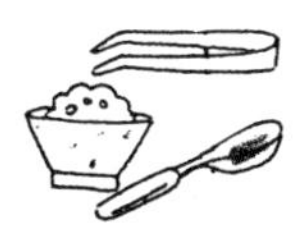

要先確定孩子到底吞了什麼東西。

如果異物能順利取出，就沒事了。但是，在取不出來或取出之後變成奄奄一息的狀況時，應緊急施以人工呼吸（參照二四七頁），迅速送醫急救。

當孩子咳嗽不止，，發出沙沙的喘鳴聲時，可能是異物掉入氣管裡面，應迅速叫喚救護車。此時不宜刺激孩子，因為很可能會導致窒息。

如果花生米掉入氣管內，取不出來時，很容易造成無法想像的後遺症。因此，在二周歲以前的孩子，儘量不要讓他吃花生米。

溺水

在救護車尚未到達以前，先施以人工呼吸、心臟按摩

從水中救出患者時，應先確認有沒有呼吸。如果全身軟綿綿、沒有呼吸時，應迅速叫喚救護車。如果心臟也停止跳動，則要一面作人工呼吸、一面作心臟按摩，每作五次即交互運作。

人　工　呼　吸

先對患者吹氣急救之後，再催吐腹中的水

①將患者的下頷向上托起，以使氣道暢通，如果手邊有坐墊或毛巾之類的東西，也可拿來墊在頸後。

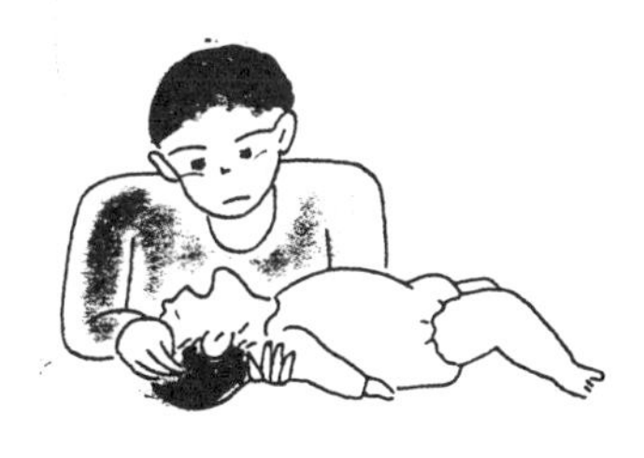

②同時蓋住口、鼻吹氣，以一分鐘吹送三十次的速度反覆吹氣。

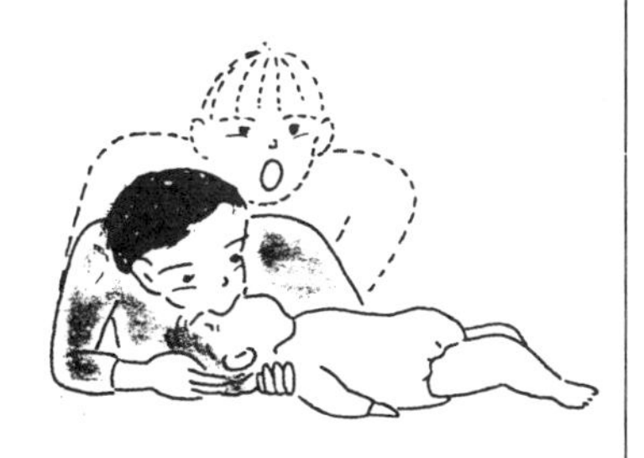

催吐水的方法

將寶寶的頭往下傾，並拍擊背部。

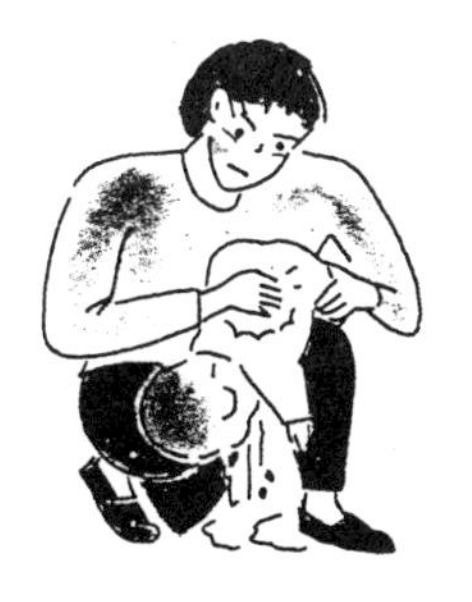

心　臟　按　摩

讓患者仰臥於平坦處，把食指與中指置於中間的胸骨中央部位，往下壓三公分左右的深度，以一分鐘一百次的速度反覆按摩。

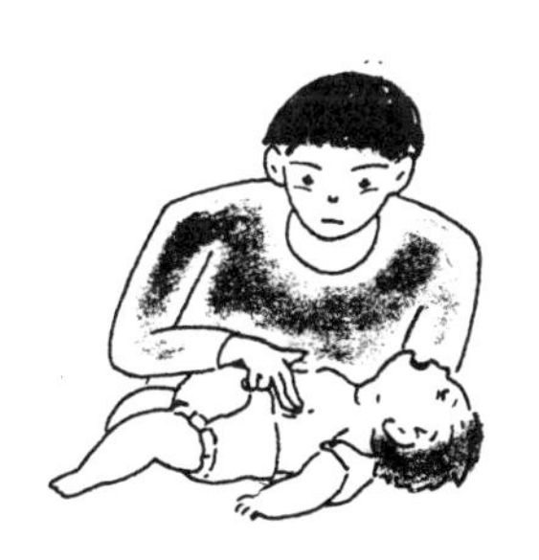

如果心、肺恢復正常運作，且有噁心症狀時，為了不使患者窒息，最好採取半俯的姿勢讓孩子把水吐出。此時，若用另一隻手按住寶寶胃袋的部位，會進行得更順利。

最後，請記住要先作人工呼吸，再想法子催吐腹中的水，不要把順序弄反了。

一救上來就放聲大哭，大可放心了

當孩子一被救出水面就哇哇大哭，表示沒有生命的危險了。首先，要催吐腹中的積水。可以用先前的方式，或是豎起一邊的膝部，然後把寶寶置於膝蓋上，讓他頭部朝下，並且輕拍他的背部。等這些過程都完畢之後，才帶去給醫生診斷。

眼睛或耳內有異物時

當寶寶的眼睛裡有異物時，會用力揉它而導致角膜受損，因此，要努力去避免讓孩子揉眼睛。

如果眼睛受到刺傷時，應立即送醫；若是不小心沾上強酸或強鹼性的藥品，先

眼睛內有異物時

①輕輕地按住眼角，以刺激淚水流出，髒東西便會隨著淚水一起排出。

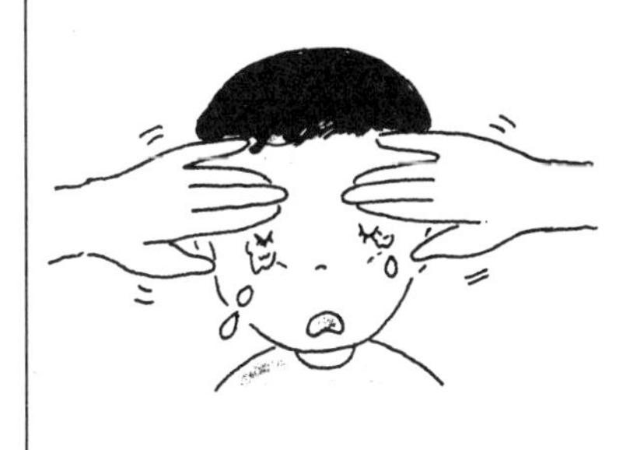

②如果此法無效，可將眼瞼翻開，以沾濕的紗布取出

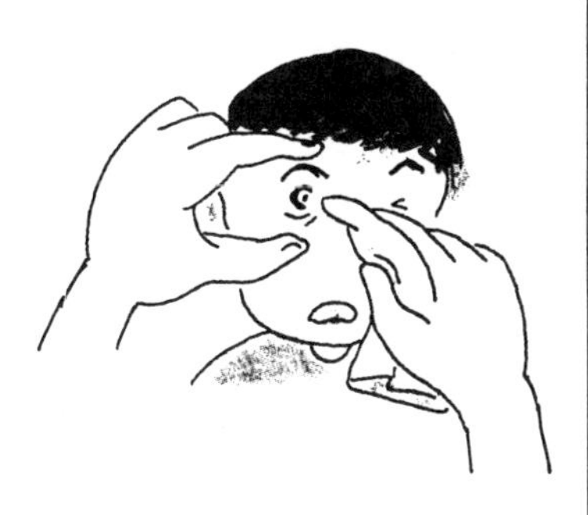

耳內有異物時

●**當水進入耳內時**

將進水的那隻耳朵朝下，並在下面放置一條毛巾，輕輕地敲擊頭部。如果只是少量的話，用棉花棒吸乾即可。

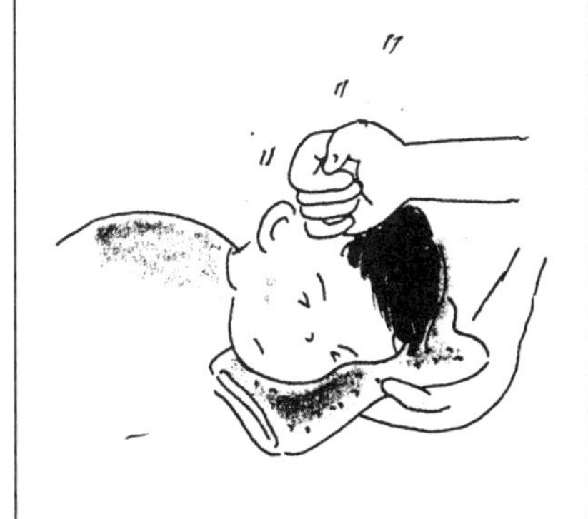

●**當小蟲子跑進去時**

在黑暗的房間內，以手電筒照射耳朵。或是用煙吹入耳內，把蟲子薰出來。

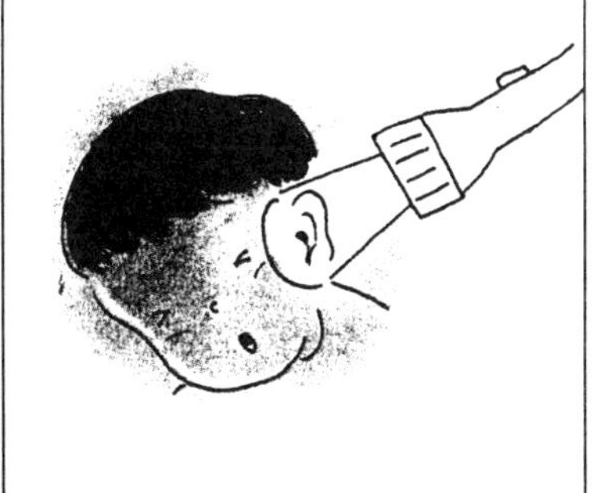

沖洗十分鐘以上再送醫求診。

耳內有異物時，如果欲強行取出，反而會愈陷愈深。還是乖乖地送醫院，請醫生幫您解決吧！

流鼻血

只要讓孩子安靜、止血的話，大都會立刻止血。但是，若超過三十分鐘以上仍未止血，或是不停地反覆流鼻血時，就應該送醫求診。

至於從口中出的血，是鼻血透過鼻腔流入喉嚨，不用過分擔心。幼兒往往會因為好奇心重，把異物塞入鼻內，而成為流鼻血的原因，為了安心起見，還是檢查看看吧！

在家中的簡易止血法

①以手指從外面按住出血部位的鼻翅約三～五分鐘。如果是鼻孔入口一帶的出血，只要這樣做就能止血。

②如果無法止住血，可以用脫脂棉沾上幾滴的雙氧水塞入鼻孔。

③用冰袋或濕毛巾蓋在額頭至鼻子的上面，使血管收縮，達到止血的效果。

蚊蟲叮咬、貓狗咬傷

貓、狗等

①一邊以大量清水沖洗，一邊用力擠傷口。

②消毒。若傷口很大時，就要送醫求診。不要使用紅藥水等令人不易辨識傷口狀況的藥物。

蜂、蚋等

①以拔毛鉗夾出蟲的刺。

②吸出毒液之後抹上氨水。

蚊子等

①用自來水清洗。

②塗抹抗組胺軟膏；當紅腫、痛癢嚴重時，可以冷敷。

去醫院之前的緊急措施

①立刻把患者置於陰涼處，並解開衣物吹風。

②用冷涼的毛巾敷頭，讓患者喝水。

不論在哪一種情況下，只要有噁心、頭痛、臉色難看、休克等全身症狀時，應儘速送醫求診。

如果是被狗咬傷，應先調查那隻狗有無接種過狂犬病疫苗，而且有必要一連數天觀察那隻狗的狀況。還有，別忘了和牠的飼主聯絡。

日射病、輻射熱病

長時間待在日照強烈的地方或高溫多濕的場合時，最容易引起這類疾病。由於嬰兒的體溫調節機能尚未完全成熟，因此，要絕對禁止絲毫的輕忽大意，應謹慎提防事故發生。

尤其是在大白天裡，絕對禁止把寶寶一人丟在車內睡覺而去購物、吃飯之類。

日常必備的醫藥品

●藥品必須置於寶寶構不著的地方

●注意藥物的使用期限

退燒藥（服用、栓劑）、消毒紗布十片以上、脫脂棉、消毒藥（甲酚肥皂液、雙氧水等）、氨水、繃帶、三角巾、抗組胺軟膏、抗生素軟膏、體溫計、創絆膏、OK絆、棉花棒、剪刀、拔毛夾、灌腸藥（嬰幼兒專用）、冰枕、熱水袋、小鉗子

呼叫救護車時，請撥119

●電話接通之後

①向對方說：「請派一輛救護車過來。」
②告訴對方現在的所在位置、目標及走法。
③說明事故與受傷的情況。
④接受其指示，在救護車抵達之前，站在醒目的目標地點。
⑤如果人手足夠，可以請個人站在目標地點，以指引救護車。

住院必備的物品

健保卡、錢包、換洗衣物、浴巾、通訊錄、紙尿布、毛巾、面紙、塑膠袋、寶寶喜歡的玩具、故事書、奶粉、奶瓶。

國家圖書館出版品預行編目資料

兒童疾病與醫療／鄭睿哲主編

－初版－臺北市，大展，民 95

面；21 公分－（親子系列；9）

ISBN 957-468-448-2（平裝）

1.兒科　2.兒童——醫療、衛生方面

417.5　　95002177

兒童疾病與醫療

ISBN 957-468-448-2

主 編 者／鄭　睿　哲

發 行 人／蔡　森　明

出 版 者／大展出版社有限公司

社　　址／台北市北投區（石牌）致遠一路 2 段 12 巷 1 號

電　　話／(02) 28236031・28236033・28233123

傳　　真／(02) 28272069

郵政劃撥／01669551

網　　址／www.dah-jaan.com.tw

E-mail／service@dah-jaan.com.tw

登 記 證／局版臺業字第 2171 號

承 印 者／高星印刷品行

裝　　訂／建鑫印刷裝訂有限公司

排 版 者／千兵企業有限公司

初版1刷／2006 年（民 95 年）　4 月

定　價／220 元

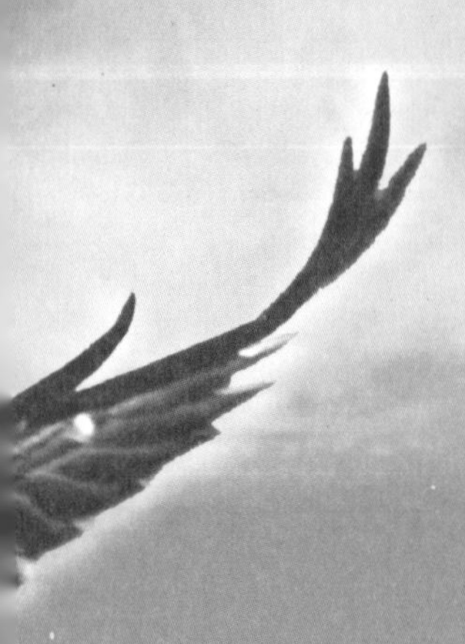